エンハンスメント

エンハンスメント

バイオテクノロジーによる人間改造と倫理

■

生命環境倫理ドイツ情報センター編

松田 純／小椋宗一郎訳

知泉書館

凡　例

一　注の番号表示は次の通りである。
（1）、（2）は出典注または原注。
（＊）、（＊1）は訳注
一　傍点は原書の強調である。
一　〔　〕は訳者による補足である。

目次

〔付録〕

エンハンスメント

バイオテクノロジーによる人間改造と倫理

Ⅰ　はじめに　エンハンスメントをめぐる議論の対象と、中心となる問いの方向性

Enhancement（エンハンスメント）は言葉どおり訳せば、一般に、改良すること（Verbesserung）、増強すること（Steigerung）、強化すること（Verstärkung）、高めること（Erhöhung）を意味し、ときに悪化（Verschlimmerung）または行き過ぎ（Übertreibung）を意味することもある。生命科学や医学の文脈でエンハンスメントが語られるとき、エンハンスメントという言葉にはさまざまな意味がある。エンハンスメントという概念をここでは、診断や治療、予防、緩和について現にある可能性を改良（Verbesserung）ないしは拡張（Erweiterung）するという意味で用いる。これと並んで、この概念は、健康の回復と維持を超えて、能力や性質の改良をめざして人間の心身の仕組みに生物医学的に介入することを指すのにも用いる。本書が扱うのはこの後者の意味である。この意味でエンハンスメント概念は現在、医療倫理学的な専門用語にまで

高まってきている。

現在すでに可能なあるいは将来可能となる、この意味での改良またはエンハンスメントは、例えば肉体的な耐久力あるいは魅力といった身体的な諸性質を強化すること（身体的エンハンスメント）をめざすことがあろう。エンハンスメントはまた記憶力のような認知能力の向上（Steigerung）（知的エンハンスメント）をめざすこともあろう。他方また、例えば攻撃性のような特定の行動特性の陶冶矯正（Formung）をめざすこと（道徳的エンハンスメント）もあろう[(1)]。方法としては、薬物使用や、外科、遺伝子技術などの利用が考えられる。

病気に対する治療やケアを超えて人間の自然本性をそのように改良するさまざまな行為をどの程度認めうるかという問いが、現在さまざまな行動分野で議論されている。とくに①遺伝子技術、②小児科における成長ホルモン剤の使用、③向精神薬の使用、④美容外科、⑤スポーツにおけるドーピングなどがテーマとなっている[(2)]。

その際、健康以上をめざす「改良」の是非について、次の三つの視点から問われている。それらは互いに交差しながらも、しかし体系的に分離することはできない。

（1）医学および医療行為の課題と目標は伝統的に健康の回復と維持であると見られてきたが、

エンハンスメントはこの課題と目標に合致するか。

（2）健康保険制度における財源不足という背景があるなかで、エンハンスメントは公的健康保険制度による補助に値するか。

（3）エンハンスメントはそもそも倫理的に正当化できるか。これをめぐる議論では、とりわけ正義、機会の平等、人格の本物性、人間の条件の道徳的地位などが重要な役割を果たす。

以下ではまず導入として、エンハンスメント論争へのこれら三つの中心的な問いの観点を検討し（I章一―三）、続いて、五つの行動分野〔前頁①-⑤〕におけるそれぞれの議論状況を論じる（II―VI章）。

医療倫理学の専門用語としてのエンハンスメント概念の歴史はまだ書かれていない。エンハンスメント概念は、とりわけ人類遺伝学者であるフレンチ・アンダーソン[3]によって一九八〇年代の中頃に、人間に対する遺伝子技術の介入の限界をめぐる議論のなかで、治療の反対概念として生み出された[4]。その後、数多くの個別論文と事典の一項目のほかに、このテーマに関する論集数点[5]と単行本一点[6]が出版されている。

一　エンハンスメントと医療行為の目標設定

医学と医療の内部で行動の可能性が拡張していく事態に直面すると、医の基本的な目標設定をめぐる問いが、現代医療倫理学における中心的問題となる。それゆえ、診断・治療・予防・緩和と、他方エンハンスメントの形をとった人間的自然本性の改良との間の境界が医学と医療にとって規範的な意義を持つのか、持つとすればどの程度持つのか、といったことが幾人かの論者たちによって論じられてきた。

医学をもっぱら、特定の目標設定（診断・治療・予防・緩和）に向けられたものとして捉えるのではなく、患者や顧客の意志を第一の行動原理（自律原理）と見なすならば、もろもろの医療技術がさまざまな広範な目的のために用いられることになろう。そのように構成された「現代のサービス医療」（Dienstleitungsmedizin）のさまざまな目標として、生活の質の改善、「完璧（perfekt）な」健康状態（wellness）の達成等々が議論されている。もしそうしたものが医療の目標となるなら、性能アップ（Leistungssteigerung）という意味での人間的自然の改良が医療に求められることになろう。こうした前提のもとでは、健康な人は、医学の伝統的な目標設定の外部に立つ目的とみなされる。とはいえ二、三の論者は、その種の行為がなおも医療の目標のなかに含まれうるのかを疑っている。[7]

医療の目標設定がそのように拡張されることに対しては、次のような批判が出されている。もしそうなれば、医療技術が提供するサービスがたえず数を増やし続けて行くなかで、「患者」は「顧客（Kunden）」へとすっかり変わってしまうだろう。「医師による」行為（医療）は市場における需要と供給のバランスによって調整され、これまでは医療の目的論に拘束されていた医師―患者間の信頼関係は、エンハンスメントをも容認するような個人的な契約関係に置き換えられるであろう。[8]

そうならないためには、医師の活動範囲が診断・治療・予防・緩和という狭い範囲に限定されなければならない。そうすることで病気の概念と、それと結びついた医学的適応が一つの実践的な規準（Regulativ）になるだろう。健康の維持および病気の治療と、人間の自然本性の改良（エンハンスメント）との間が流動的に越境されることがあっても、この線引きは核心において保持されていると主張される。特定の諸目標に原則的に合わせるということが抜け落ちた場合、

〔心身への〕操作の危険が特に注目されることになる。例えばこういう懸念がある。自身の自然本性（Natur）を医療によって形成することが、取り決められた目標設定から解き放され、もっぱら当該者の手中にあり、その者の思いのままになるとすれば、操作という根本的な危険が生じるだろう。人間の自然本性への介入の度合いが深まれば、特にそうだ。自然への介入が深まれば深まるほど、これまでの自然の限界を踏み越えようとする者は、その分だけ、なぜそうするのかについて十分な理由を示さなければならない。そうした十分な理由がない場合には、自然の限界を、〔人間によって〕取り決められた限界で置き換えることが妥当である。人間の行為、ここでは特に医師の行為が責任あるものでなければならないならば、それが求められる。

かかる提言によれば、将来の人間を、偶然的に生じるものとしてではなく、操作され製造されるものとして第一義的に理解したくないならば、病気の概念に基づく治療と、目標が開放されているエンハンスメントとの間の境界は、医師の行為にとっては有益であり、患者の自律という実践的な規準を補完するであろう。そのような線引きは医師に対して、或る薬を或る患者には、医学的適応がないという理由で生活改善薬（life-style-Präparat）として処方するのを拒否し、同じ薬を別の患者には、病気を治療し苦しみを和らげるために治療薬として投薬することを許す。(9)

けれども病気という概念と、主観的・社会的要因で呼び起こされるエンハンスメントという概念がいずれも曖昧であることを理由に、幾人かの論者は、治療とエンハンスメントとを有意味に区別することがそもそもできるのかと疑っている。たとえ区別できたとしても、医療を実践する上で明確な指針とはならないだろうとも言われる。[10]

二　生物医学的な人間改良についての医療経済学的観点からの検討

エンハンスメントについての医療経済学的（gesundheitsökonomisch）議論は、治療とエンハンスメントとの区別は、連帯して担われている健康保険制度に対する正当な要求や、満たされるにふさわしい要求であるかを確定する境界線と見なしうるのか、またどの程度見なしうるのか、という問いをめぐって展開している。こうした議論は目下のところは、まだ圧倒的にアメリカ合衆国において、しかもアメリカに特有な状況を見据えて議論されている。けれどもこうした議論は、アメリカ以外の国々の状況にとっても意味のある観点を含んでいる。

治療とエンハンスメントとの区別をかかる境界線として承認することに、例えばホルトゥク[11]のような論者とならんで、とりわけセイビンとダニエルズ(12)が賛成している。彼らがボースの生物統計学的な健康概念(13)を一部参照しながら展開した考察の出発点は、医療と健康保険制度についての明確に平等主義的な構想である。この構想においては、人間の心身の「正常機能（Normalfunktionen）」が病気のせいでうまく働かないために機会《チャンス》の平等が制約されることに対する補償という課題が、医学と健康保険制度に課せられている。それゆえ著者たちの見方によれば、人間という「種あるいは対象集団に典型的な正常機能」を回復または維持するのに必要な医学的介入は、一般に医学と健康保険制度ならびに各種医療保険によって保証されなければならないが、この正常機能の回復や維持を超え出る介入に対しては、そうではない。たとえかかる改良的介入がそれ自体のぞましい目標と見なされうるにしても、社会がそのような拡張に対して明確に同意しないうちは、とくに医療資源の切迫という条件のもとでは、保険適用はできない、と主張されている。(14)

治療とエンハンスメントとの区別は医療経済学的な境界線として拘束力をもつというセイビンとダニエルズに代表される構想に対して、さまざまな方向から疑問が公にされた。それぞれの正常機能からの負の逸脱とまでは認定されないような心身機能の低下を治療することを排除するのは不当ではないのか、という疑念がしばしばはっきりと提起された。例えば成長ホルモン剤治療をめぐる議論に関しては、次のような反論が持ち出される。「正常な」成長ホルモン分泌の不全によるのではなく家族性〔遺伝性〕に起因する低身長症のケースで、成長ホルモン剤治療を行わないのは、〔成長ホルモン分泌不全によるものと〕病苦が同じで、治療も同じように効果的である場合には、恣意的になるのではないか、という反論である。[15] このほかに、同じように公平ということを考慮した場合、〔成長ホルモン分泌量が〕基準値内の変異であるならば、たとえそこから不利益が生じても、やはり治療ができないのかという問いも投げかけられる。健康保険制度に包括的な役割を与えるような、これにふさわしい代案モデルを展開しているのはセンである。[16]

公平（Gerechtigkeit）を直接考慮するにとどまらず治療とエンハンスメントとの区別を規準として活用していく可能性に対して、批判を明確にしているのはブロックである。[17] 彼の見解によれば、この区別を「境界概念（boundary concept）」として設定することは、健康保険制度のなかでしっかりと理由づけられて定着している実施形態に対して緊張関係に立つことになる。例えば中絶〔手術〕のように、心身の正常機能の回復または維持に貢献しないような処置であっても、伝統的には健康保険によって保障されるべきものと見られている。[*] おまけに、健康保険財源が逼迫するなかで、ダニエルズが言う意味での治療と予防のすべてが健康保険によってカバーされるとは限らず、またそうできるとも限らない。

（＊）ドイツでは、一定の条件（カウンセリングを受ける。女性の所得額など）を満たせば、中絶費用が公的財源から支払われる。

また別の批判は、治療とエンハンスメントとの区別が実際に使い物になるかを衝いてくる。ここではとりわけ正常機能について信頼できる形で定義できるかが問題となる。ユンクスト[18]が異議を唱えているように、この問題はとりわけ人間の心理社会的機能に関して提起される。心理社会的機能はいつも明快に測定できるとは限らないからだ。こうした検討のなかで、すでに挙げた論者たちとならんで、パレンズ[19]とレスニク[20]も、治療とエンハンスメントとの区別は医療経済学的な議論の文脈のなかでは、たしかに議論の一つの出発点にはなりうるけれども、拘束性をもった規準を提示することはできないという結論に達している。

三　エンハンスメントはそもそも倫理的正統性をもちうるか

エンハンスメントがそもそも倫理的正統性をもちうるかという問いはたしかに、生物医学的なエンハンスメントが医学と医療の目標と課題とどう関係するか（I章一を見よ）、さらに医療経済学的な観点ではどう扱われるべきか（I章二を見よ）に関する議論と密接に絡み合っているが、両者は体系的には区別されるべきである。なぜなら、たとえ健康保険財源の逼迫を理由に生物医学的なエンハンスメントを連帯共同体(*)として財政支援することを拒否したり、生物医学的エンハンスメントを医学と医療の目的に含めることを伝統的な医師―患者関係に配慮して拒否すべきだとしても、かかる改良〔エンハンスメント〕が基本的に許される場合もありうる。それが連帯共同体的保険への請求なしに実施されたり、医師に代わって、エンハンスメントの特別な専門家によって実施される場合がそれである。エンハンスメントがそもそも倫理的正統性をもちうるかという、ここで提起された問いは、II―VI章で、それぞれの行動分野の各論のなかで詳論される。またこれら各論を離れて、一般的視点からも議論される。後者の議論に関しては、さまざまな包括的な視点が見出される（I章三（1）―（5））。

（＊）　誰もが病気になるリスクを持っている以上、ある個人（被保険者）が病気になっても、そのリスクとコストを集団全体（保険に加入する全員）で負担していく仕組みを連帯共同体（Solidargemeinschaft）と言い、特に公的健康保険制度をこう表現する。

（1）　正義と公正

正義（Gerechtigkeit）と公正（Fairness）についての問いは、生物医学的エンハンスメントの倫理的正統性の検討のなかで重要な視点を提示している。一方では、次のような懸念が出されている。効果的な生物医学的エンハンスメントが（将来あたえられる）可能性があっても、それらへのアクセスが自由市場に任された場合、裕福な人々だけがそれらを利用できることになってしまうだろう。今でもすでに社会内部に、例えば「先進」地域と「途上」地域との間に社会経済的な格差があるのに、こうした格差がいっそう大きくなる恐れがあろう。それゆえエンハンスメントがこのような無規制な形をとると、正義を脅かすことになる。(21) 他方で、生物医学的エンハンスメントは正義を促進する機会《チャンス》としても見られている。しかるべき規則のもとで用いれば、エンハンスメントは、人々の間に自然に与えられている肉体的・精神的諸能力の不平等を均し、かかる不平等によって助長される社会経済的な溝を埋めるのに貢献できよう。とはいえその場合でも、たいていは正義と機会《チャンス》の平等という関心から、まずは、基盤となる医療資源の供給ですでに存在している社会的不平等ならびに地域的不平等をなくすことが差し迫った課題と見なされる。(22)

エンハンスメントの利用が制約されるという論に対しては、次のような反論が出されている。エンハンスメントの幾つかの形態は潜在的な競争相手に対して「競争を有利にする」(competitive benefits) だけではなく、同時に、競争状態からは独立した、価値ある「内在的な」利得 (noncompetitive, intrinsic benefits) をもたらす。例えば、集中力を高める生物医学的エンハンスメントは、たしかに一方では集中力がそれ相応に高まらない人々が有利になるように利用されることになろうが、他方ではそのことによって、例えば良書の読書のなかで得られるような、それ自体価値ある知的な喜びの増大も可能となろう。社会経済的不平等の回避をまず第一に考えてエンハンスメントを制限しようとすることは、それゆえ内在的価値の達成の可能性をも無に帰する危険がある。(23)

（2） 医療化

医療とは無縁な諸問題が不適切に医療化（Medikalisierung）（*）される可能性というテーマも、エンハンスメントをめぐる議論のなかで幅広い領域を占めている。そこでは、生物医学的エンハンスメントを用いることの適正さが背景から問い直される。エンハンスメントが方法ないしは道具として適合的で効率的かという意味と、それが医学の課題と目標または任務と合致しているかという意味の両面で問い直される。後者はとりわけ、生物医学的エンハンスメントが「患者」の心理社会的状況を改善する目的で追求される場合に、議論になる。それゆえ医療化という問題は、成長ホルモン剤治療、精神薬理学、美容外科との関連で、とくに重要である。

（*） 医療化とは、心身の状態を、病気でもないのに、治療が必要だと定義し、そうすることによって医薬品や治療への需要を高めて行く過程のこと。アーヴィング・ケネス・ゾラ（Irving Kenneth Zola, Healthism and disabling medicalization 1977.「健康主義と人の能力を奪う医療化」イリッチ編『専門家時代の幻想』尾崎浩訳、新評論、一九八四年所収）とイヴァン・イリッチ（Ivan Illich, *Limits to Medicine* 1977.『脱病院化社会』金子嗣郎訳、晶文社、一九七九年）が提起した問題。

本来、心理社会的性格のもので、医学的方法ではまったく取り組めないか、あるいは別の方法の方がより良く、ないしはより効果的に取り組めるような諸問題、言い換えれば医学の任務を超える諸問題を、エンハンスメントを用いて医学的方法で解決しようとしているのではないか？こういう懸念が、例えば成長ホルモン剤治療をめぐる議論のなかで表明されている(24)(Ⅲ章を見よ)。フリードマン(25)は同じ問題を精神薬理学についても問いかけている。彼女はこころの諸問題は精神療法的に、人間本来の合理的な洞察によって治療されうるのだから、精神薬理学の機械的方法だけで取り組むべきではないと指摘している。つまりそのような取り組みでは、自己責任をもつ主体という私たちの自己了解が足元から掘り崩されていくだろう、と言う（Ⅳ章を見よ）。また美容外科に関してボード(26)とデイヴィス(27)、リトゥル(28)がまとめた考えもこれと同じ方向性をもつ。すなわち、美容外科で課題となっている「美感的な」諸問題の核心にあるのは、社会のなかで網状にはりめぐらされた美のもろもろの基準によって挑発された「社会的な」諸問題、それゆえ根本的には「社会技術的に」克服されるべき諸問題なのだという（Ⅴ章を見よ）。

(3) 共犯

医療化の問題と密接に関連して、共犯性という問題が議論されている。心理社会的諸問題を生物医学的エンハンスメントによって解決しようとする者は、これらの問題の原因である社会的諸条件を永続化することに一役買っているのではないかと懸念されている。そのような者は、本来は克服されるべき社会的な諸構造の共犯者となる。例えばボード[29]やリトゥル[30]やレンク[31]は美容外科によるエンハンスメントをめぐる議論の文脈で、美容の補正が不利な面や苦悩を本当に和らげることができるのかということに注意を喚起している。彼らの考えでは、美容外科によって補正しようとすれば、同時に、美感に関する価値観とステレオタイプも強化されることになり、こうした不利な面や苦悩をかえって招き寄せることになろう。

共犯性というこの問題は、例えば遺伝子技術を用いて、心身のつくりに関するもろもろの願望をかなえようとするエンハンスメントのどんな形態についても提起される。そうした願望は社会のなかで優勢となっている価値設定と「正常(標準)」という考え方から生じる。それらの願望をすべての人が同じように満たすことはできない。ここでは、不当な差別的傾向をかえって助長するにしても[32]、あるいはそうした結果を招くことを理由に、ハンディを持つ人が願いをかなえることを拒否されざるをえないとしても、ハンディを持つ人の切迫した関心にどの程度応じるべきかが議論になる。その中間の立場がリトゥル[33]に見られる。リトゥルは、パレンズ[34]が名づけたような「不本意ながらの共犯（reluctant act of complicity）」という両面を可能なかぎり考慮することを提案している。たしかに、個人の切実なハンディを補償することは試みるべきである。同時にしかし、別の視点から見れば、こうした不当な傾向や価値イメージを克服するために力を尽くすということも肝要だとリトゥルは言う。

（4）本物なのか？

多くの論者たちが強調している。人間の遂行能力を生物医学を用いて改良することは、自分の業績として自分に帰せられるという意味での、本物の能力ということ（Authentizität）を掘り崩すことになろう。このことは例えばスポーツ分野や学力検査などの分野における能力評価や能力比較の文脈では、とくに重大だ。そうした分野では、もたらされた成果の高さだけが重要なのではなく、その成功が本人による本物の成果であるのかということも重要であるからだ。

ブロック[35]とユンクスト[36]の見解によれば、かかる活動と行動分野は、めざされる目標によって定義されると同時に、動員される手段が本物かによっても定義されるので、自力で獲得する分を、生物医学的エンハンスメントを用いて迂回（「バイパス」や「精神を蝕む近道（corrosive short-cut）」）すれば、そうした活動の価値を減ずることにもなろう。当人の本物の本来の能力であることがスポーツやその他の試験成績にとって決定的な要件であるならば、非本来的な手段が動員される分だけ、当人自身の本物の成果であることを減じる。コール＝ターナー[37]が明らかにしているように、成果が本物でないというだけでなく、「自身の業績という自覚」（sense of personal accomplishment）も危うくなった場合、かかる客観的な価値低下には主観的な価値低下も伴うことがある。

エンハンスメントをめぐっては、成果が本当に当人のものかという議論と並んで、当の人格が本物か、人格は同一か、自律性は保たれているのか、といったことも問題にされる。エリオット[38]とパレンズ[39]は次のように指摘している。生物医学的エンハンスメントの個々の形態のなかには、人の経験と行動を、その人の人格に強烈に影響を及ぼすような仕方で形づくることが出来るものがある。このことは一方ではたしかに、病で損なわれている本来の人格を望ましい形で回復することへ寄与し、あるいは人格のさらなる発展へ寄与できる（本物の自分を取り戻す restore an authentic self)。他方でしかし、問題のある自己変質を結果することもあろう（「自分を変える」changing the self または「人格そのものを改造する」altering who the person is)。後者の自己変質は人格的同一性の喪失、自ら責任をになう主体という自己了解の喪失へ至ることもあろう。(40) 自ら責任をになう主体という能力を危うくするような介入を、それが当人自身によって望まれた場合であっても問題だと見るのはケンスマンとクッティッヒである。(41) 自分の身体に関する自己決定は、自己決定が自己決定能力を廃棄しそうなところで、その正当性の限界にぶつかることにもなろう。次のことがその前提になっているからだと彼らは言う。すなわち、自己決定ないしは自律には、「記述的な」意味と並んで、自律能力を自律的に否定することも道徳的には許されないという「規範的な」意味も同時に含まれている、と。

(5) 人間の不確かさがもつ道徳的意味

エンハンスメントは、人間存在が偶然的で制約されていて有限であるという意味での、人間の不確かさ（Kontingenz）を解消するものだという解釈がある。幾人かの論者たちはこうした解釈を意識して、人間の条件（conditio humana）がもつ高い倫理的価値を強調し、それを人間本性を生物医学的に改良することに対する倫理的限界をめぐる検討のなかへ、統制的理念として持ち込もうとする。

マケニィ[42]は問う。人間の傷つきやすさ（Verwundbarkeit）や、人間が自分の目標を追求しようとする際に身体を通じて受ける抵抗は単に妨げにすぎないものなのか、それとも自分にとって、あるいは他人にとっても倫理的価値の源泉でもあるのではないか、と。マケニィは、プラトンに始まりアリストテレス、ストア派、マイモニデスを経てレヴィナスに至るまでの、これに関するさまざまな議論を振り返って、次のような確信に連続性を確認できると考えている。すなわち、身体についてのわれわれの解釈と、身体とのつきあい方の様式と、とりわけ、われわれが傷つくものであるという意識、身体が抵抗を経験するということ、これらはわれわれの道徳的アイデンティティ（moral identity）と自己形成（self-formation）にとって重大な意義をもつという確信である。ウィンクラー[43]もこれと同じ方向で論じ、人間の傷つきやすさ、不完全性、有限性（fragility, imperfection, and finitude）についての意識がもつ決定的な意義を強調している。パレンズ[44]は「傷つきやすさの善さ（Goodness of Fragility）」というキーワードで、「偶然のめぐり合せと変動に依存している（subjection to chance and change）」という意味での人間の傷つきやすさを減らそうとすることによって生じるかも知れない危険を指摘しようとしている。フクヤマ[45]もバイオテクノロジーへの規制の必要性についての考察のなかで、正邪の理解、それゆえ人権の理解にとって人間本性が中心的な意義をもっていることから出発している。薬理学や遺伝子技術によるバイオテクノロジーのなかで、人間の自然本性に介入しこれを改変すれば、その度合いに応じて、人間の自然本性に基づく「基本的な価値」も危殆に瀕するであろう。かかる「人間の終わり」と「ポストヒューマン段階」への踏み出しは、ひょっとしたら、リベラル・デモクラシーと政治の本質に有害な影響を及ぼすかも知れないとフクヤマは言う[46]。人間本性の形と規範的な意義への問いは、とくに遺伝子技術によるエンハンスメントに関して論じられている（II章六および七を見よ）。

II　遺伝子技術によるエンハンスメント　行動分野 1

治療とエンハンスメントとの区別は、体細胞への遺伝子技術と生殖細胞への遺伝子技術という区別とセットで、人間への遺伝子的介入に関する標準的な線引きをめぐる議論のなかで、区別のための主要な図式を示している。アンダーソン(1)は遺伝子技術に関して、治療とエンハンスメントとの区別を決定的な規準として打ち出した。彼は遺伝子技術によるエンハンスメント（enhancement genetic engineering）を、遺伝的障害を治療ないし補正することからは区別される介入、遺伝的に条件づけられた性質を個人の願望で変更するための介入と定義する。例えば、正常に発達している子供の体の成長を遺伝子技術でさらに促進することを挙げている。シクル(2)も、アンダーソンの捉え方とやや似ているが、「標準を超える（Trans-Normativität）」という側面をいっそう強調して、「遺伝子技術によるエンハンスメント」を遺伝子の「改良的」操作と捉え、すでに標準（population norm）に達しているかあるいは標準以上の個人の人間的魅力ないしは容貌の特徴（personality and cosmetic traits）に影響を及ぼすものとしている。

遺伝子技術によるエンハンスメントのどんな形態がそう判定されうるのか、エンハンスメント概念には判断の標準となるようなどんな意義が含まれているのか、その概念は信頼に足るような除外基準として使えるのか、それとも「道徳的指針（moralischer Kompass）」としては不適か、といった問いをめぐって論争になっている。

〔1〕遺伝子技術によるエンハンスメントと医療の目標との関係をめぐる職業倫理上の問い

〔2〕かかるエンハンスメントを公的財源によって支援するに値するのかという医療経済学的な問い、これらの問いに

〔3〕かかるエンハンスメントは倫理原則に照らして正当化できるかという一般倫理学上の問いが結びつく。

遺伝子技術によるエンハンスメントのありうる形態と適用の基本分類に関して、ウォルターズとパーマ[(3)]は次の三つを区別している。

〔1〕例えば、感染症に対する免疫力を高めるといった、人間の体質を強化する肉体的エンハ

ンスメント（physical enhancements）

〔2〕例えば知能（Intelligenz）といった知的能力を改善する知的エンハンスメント（intellectual enhancements）

〔3〕人間の行動とくに社会的行動に影響を与える行動矯正的エンハンスメント（moral enhancements）。

将来可能になり検討に値する特殊な適用目標として、特に次のような遺伝子の導入に言及している。すなわち、正常に発達している子供あるいは病気によるものではない低身長の子供に成長を促す遺伝子の導入、細胞の自然な老化プロセスを遅らせるための、ならびに正常な記憶力をさらに向上させるための遺伝子の導入。さらには、自然な睡眠欲求や人間的な攻撃性を減らすための遺伝子的介入すらも彼らは議論している。(4)

一　エンハンスメントを遺伝子技術からの全般的な除外規準とする？

遺伝子技術によるエンハンスメントを是認しうるかを検討する上で主要な視点を提供するのは、

病気を治療したり発症に備えたりすることを超えて遺伝子技術によって人間の自然本性を改善することを全般的に拒否できるか、という問いである。これに関する議論では、さまざまな考えが提示されている。

ある論者たちは、病気でもないのに遺伝子レベルに介入することをどんな場合でも拒否し、しかも、病気と無関係のエンハンスメントを全般的な除外規準にすることを、さまざまな理由を挙げて（II章二―七を見よ）支持している。[5] この立場は、著名な国家機関や国家倫理委員会や国際的な機関や委員会の数多くの協定や見解、所見等でも主張されている。[6]

この線引きは一方で、あまりに広すぎて、許されざる介入を十分に予防できないと批判されている。[7] 他方で、あまりにも狭すぎて、正当な介入、場合によっては〔道徳的に〕命じられるべき介入すらも排除してしまうとして、拒否する者も少なくない。[8]

別の人々は遺伝子治療と、遺伝子技術によるエンハンスメントをそもそも区別できるかを疑っている。[9] その背景によく見られるのは、健康や病気や「正常」についての主観主義的ないしは関係論的な捉え方である。そうした捉え方はこれらの概念を客観的に定義できないと見ている。治療とエンハンスメントとの区別は、これらの概念に関わることによってのみ規定できるため、両者の区別を客観的に規定する可能性を暗黙のうちに否定している[10]。

また別の論者たちは、治療とエンハンスメントとの区別がたとえ可能であったとしても、人間への遺伝子レベルの介入の是非をめぐる議論の文脈では、その区別は是非の規準としては、総じてほとんど役に立たないと見る。むしろ、例えば人間の尊厳といった中心的な倫理原理とか、苦痛の緩和といった医療倫理的原理に直接基づくことに賛成している[11]。

ブキャナンら[12]はこれまで挙げたさまざまな考え方の中間に位置を占める。治療とエンハンスメントの区別は、義務／非義務の境界とも、許容／非許容の境界とも合致しない。それゆえこの区別は明快な道徳的規準をまったく示さない。にもかかわらず、倫理的な注意義務を喚起する「道徳的な警告旗（moral warning flag）」として捉えることができるというのが彼の立場である。

二　医学上のリスク便益比

遺伝子技術によるエンハンスメントのどんな形態を是認しうるかをめぐる議論では、その形態と結びついた医学上のリスクが許容できるかどうかという問題が重要である。その際、中心的な意義をもつのは、遺伝子技術によるエンハンスメントの医学上のリスク便益比が、治療目的の遺伝子的介入のそれと比べて、全般的に不利と認めうるか、という問いである。またその不利をどの程度まで遺伝子技術によるエンハンスメント全般に反対する断定的な論拠と見なしうるかという問いである。

アンダーソン[13]は医学上のリスク便益比における重要な差異から出発する。彼によれば、正常に機能しているシステムに新しい遺伝子や追加的な遺伝子を導入することは、このシステムの欠陥を単に補正するのに比べて、とりわけ他の生化学的な代謝経路を妨害するという点で、比較にならないほど危険に満ちている。同時にこのことは、遺伝子技術を用いたどんな形のエンハンスメントも全般的に排除することに賛成する中心的な論拠の一つをも示している、と彼は思っている。アンダーソンは、遺伝子技術によるエンハンスメントのなかで唯一受け入れ可能な適用を、医学的な予防のなかに見出す。その例として次のものを挙げている。動脈硬化症と心筋梗塞を引き起こす高すぎる血中コレステロールを下げるために、正常範囲を超えたＬＤＬレセプターを追加的に導入することである。この場合、介入の目標は病気の予防であって、単に、なんらかの性質の強化を望む一個人の個人的な願望ではない。

同じようにレンク[14]は、生物医学的介入においてはリスクと便益とがいつも相互に適度な比率でなければならないという原則から出発して、遺伝子的エンハンスメントのような深い介入は狭義の病気にのみ向けられるべきで、けっして例えば一個人の些細な快適さをめざすものであってはならないということを支持する。グラバー[15]らにとっても、遺伝子技術によるエンハンスメントに関して、医学上のリスク便益比が重要な側面である。彼らは「積極的な遺伝子技術（positive genetic engineering）」と呼ぶものについて、望まない副作用の危険がまだいつも大きいと見ている。彼らはとくにこうした副作用の危険を見据えて、命じられているのは、絶対的な禁止（permanent ban）ではなく、単に、こうした危険を防止するところまでさまざまな仕組みが発達するまでの、当面の禁止（temporary ban）だと考える。

三　遺伝子技術によるエンハンスメントと正義

遺伝子技術によるエンハンスメントは機会の平等の欠如を補償するのに役立つこともある。しかしまた、競争で有利に立つためにも動員できる。遺伝子技術によるエンハンスメントが例外なしに拒否されるわけでないことを前提すれば、人間の共同生活の枠組みのなかで不平等と不公正をできるだけ排除することが妥当であるならば、遺伝子技術によるエンハンスメントが、誰に対して、どんな形で、どの程度、利用可能であるべきかという問いが立てられる。

ウォルターズとパーマ[16]はこの問題をめぐる議論に関して、根本的に互いに競合する二つの考え方を本質的に区別する。リベラルなモデルは遺伝子技術によるエンハンスメントの可能性を利用する機会をできるだけ広く開けておくことを支持する。これに対して、平等を重視するモデルは、心理社会的不平等と社会経済的不平等をできるだけ平準化することを保障するような利用を支持する。パーマはその際、ウォルターズとは違って、リベラルな立場で個人の自由の優位から出発する。ここから彼は、例えばノージック[17]のように、利用の機会を制約するものは自由市場の法則のみとするようなラジカルにリベラルな意見には賛成しない。けれども第三者に集団的に損害を与える場合にのみ制約を受けるような、遥かに広く開かれた機会を支持する。[18]これに対してウォルターズは平等主義の立場から社会的格差の平準化を優先する。こうしたことを背景にして、彼はむしろ、将来のエンハンスメントを、まず第一に「弱者」が自由に利用できるようにする限定的な、ないしは補償的な解決を志向している。

ホルトゥク[19]は、遺伝子技術によるエンハンスメントをとりわけ補償目的に用いることは、公平という理由から命じられていると見なす。けれども公平は、彼の見るところ、かかる介入の実行を支持するその範囲内での論拠を示すにすぎない。しかしこの論拠は、〔医療〕資源が限られているという条件のもとでは、医療経済学的な配慮に負けることもありうる。病気の治療と予防は、エンハンスメント以上に優先されなければならない。それゆえ遺伝子技術によるエンハンスメントは少なくとも公的財源による医療保険の給付対象には当面ならない。ホルトゥクと同じように、レンク[20]も機会の平等という関心から、「万人のために考えられうるエンハンスメント」に先立って、基盤的な医療供給における既存の社会的不平等および地域的な不平等をまず先に均すことが命じられていると見なす。「支払い能力のある顧客への私費によるエンハンスメントの提供」に関してレンクは、このようにして社会的格差が固定化し強化されうる危険を認める。エンハンスメントの措置を「配分的正義の観点から」正当化することが試みられるにしても、かかる成果はそれゆえ実際にはほとんど期待できないと見る。

四　社会的差別と優生学的誤用の危険

しばしば語られる懸念に、遺伝子技術によるエンハンスメントが社会的差別を引き起こし、その結果、遺伝的素質を改良できない人々に重大な損害をもたらすのではないかというのがある。同時に、自分自身のためであれ子孫のためであれ、そのような差別の機先を制するために、遺伝子技術によるエンハンスメントを用いよという社会的なプレッシャーも生じるかも知れない。さらに遺伝子技術によるエンハンスメントが国家による強制的な優生学の意味で誤用された場合には、この問題は一層深刻なものとなろう。[21] また遺伝子技術によって改良された個人たちへの差別も考えられうる。かかる個人たちは自然に「生まれ」たり「できた」のではなく、他人によって外から当人に持ち込まれた特定の目的に照らして作られたのであるから、かかる個人たちは改良されていない者たちから、彼らと同程度に自律的な人格とは認められず、したがって同程度に正当化されたものとは認められない可能性がある、と懸念されている。[22]

五　遺伝子技術によるエンハンスメントを同意能力のない第三者に施すという問題

遺伝子技術によるエンハンスメントは自身の体質への改良的介入という見通しのみならず、他者のそれへの改良的介入という見通しをも開く。例えば、これから両親になろうとする者には、彼らによって生み出される子の遺伝的素質を改良する可能性が与えられるだろう。それ以上に、もしもエンハンスメントが人間の生殖系細胞にまで介入するならば、まだ存在しない世代の遺伝子の構成に影響を及ぼす可能性がある。同意能力のない第三者に対する遺伝子技術を用いたエンハンスメントの正当な限界はどこまでかという問いは、それゆえ遺伝子技術によるエンハンスメントの是非をめぐる論争のなかで、一つの本質的な視点を提示している。

同意能力のない第三者に対して遺伝子技術を用いて、健康とは無関係の改良を施すことに対する拒否について、さまざまな論者がいろいろな理由づけを試みている。アンダーソン[23]は望まない結果や副作用が継続する危険を指摘している。「偶然への権利（Recht auf Kontingenz）[24]」、「開かれた未来への権利[25]」、あるいは「善き生についてのさまざまな考えに対する適切な中立性[26]」といったものが持ち出されるのも稀ではない。似たような議論はブキャナン＝ブロック[27]、欧州委員会[28]、ラペ[29]、パレンズ[30]、デイヴィス[31]にも見られる。

両親が彼らの子の遺伝的素質に対して、「厳密な治療目的」を超えて、「優生学的観点から積極的に介入すること」をハーバマース[32]は拒否する。そうした介入は、他者がその子の「特定の人生設計を先取り的に決定してしまうこと」をめざし、その子は特定の人生設計から自らを「時間を遡って解放すること」を、たとえ望んでも、もはやできないからだ。それは、コミュニケイションによって媒介されながら社会化のなかで刻印されたものから自らを解放するのとは、事情が違う。かかる介入が実際に表現型にまで貫徹しているのか、それとも貫徹してはいないがすでに意図され試みられているだけかに関わりなく、かかる介入によって或るひとりの人間が第三者の思いのままになる。それは、自分が「自分の人生の作者（Autorschaft)」であり、己れ自身のそのつどの要求に即して進路を採るという人類倫理学的理念の規範に反するような仕方でなされる。同時に、そのような介入を受けた者が自律的な人格として自他ともに認められるということが実際に危殆に瀕する。その結果、当人は「自分の人生の作者として分割不可能」という自己了解をもはや持てず、他者からは人格としての当人の「対等な身分」を疑われるかも知れない、とハーバマースは考える[33]。

ビルンバッハー[34]は「狙い定めた遺伝子操作」という問題を、とりわけ「結果として社会的に残された負担」という面から論じている。彼はハーバマースに反駁する形で、「自律の潜在力が促進されるか、埋もれさせられるか」という問題は、操作されて得た特徴が遺伝子操作の結果であるという事情によるというよりも、操作されて得たそのつどの特徴によると見る。彼によれば、「激情のコントロール、自我の強さ、感情移入」といった「道徳に関わる」諸能力の拡張は、当人が己れ自身の本当の人生目標を的確に述べ追求することを難しくしないのだから、「公私にわたる道徳的議論を維持し発展させること」とまったく合致する。ビルンバッハーはむしろ両親と子との関係にとって危険があると推測する。遺伝的素質がもはや（自然、神、運といった）匿名レベルに帰すのではなく、両親の責任になるのに応じて、両親が〔子の〕遺伝的素質について非難されることにもなろう。このことは遺伝子操作をしない場合にも、それをめざして実行する場合にも当てはまる。さらに、かかる技術の応用が、子に対する両親の期待によるプレッシャー効果をいっそう重大なものにするかも知れないとビルンバッハーは見る。

レスニク(35)は、思いつく限りの遺伝子技術的改良のすべてが「開かれた将来への権利」を侵害するとは限らないという見解である。いくつかの遺伝子技術的改良はむしろ、人生の構想の可能性の幅を拡げ、開かれた将来への権利を促進すると見る。レスニクは「ゲノムが操作されないことへの権利」や「インフォームド・コンセントの原理」に反する可能性があるという指摘も、遺伝子技術的エンハンスメントを例外なく拒否する論拠としては認めない。ゲノムが操作されないことへの権利は、自分のゲノムが操作されたくないという然るべき利害関心が存在する場合にのみ、受け容れられる。しかしながら、そのような利害関心を自明のものとして前提することはできない。反対に遺伝子技術的介入が事情によっては希望される場合すらあるということから出発しなければならない。すなわち遺伝子技術的介入が治療目的に役立つ場合や、自分の体質改善につながり、それによって自分の能力の拡張と活力にあふれた可能性の拡張に通じる場合がそうだ。さらに、遺伝子技術による介入またはエンハンスメントが、同意能力のない第三者に対して「代諾」(proxy consent) 原理に合致して施される場合には、インフォームド・コンセントの原理に反しない。ここで代諾原理を適用することの正当さと適切さは、例えば胎児を救命する外科手術を決断するような状況と比べても劣らない。こうレスニクは考える。

六　人間の不完全さの価値（Dignität）

人間が偶然に左右される不確かな存在であること（die menschliche Kontingenz）が規範的意義をもっているという考えは、同意能力のない第三者に対して遺伝子技術によるエンハンスメントを施すこと〔わが子をデザインすること〕の是非をめぐる議論の枠組みにおいて、遺伝的体質の「偶然性」（Zufälligkeit）という意味での人間の不確かさ（Kontingenz）という点で、ある役割を演じている（Ⅱ章五）。それだけではなく、人間が傷つきやすく不完全であるのは本質的で永続的で究極的なことだという点でも、ある役割を演じている。例えばパレンズ[36]は次のような危険を見据えている。すなわち人間を遺伝子技術を用いて改良しようとする試みが、人間が偶然のめぐりあわせと変動に依存していること（subjection to chance and change）を克服するところにまで駆り立て、同時に意図せざる形で人間の生存を危うくさせてしまうかも知れない危険である。運命《チャンス》と変動への依存、この依存を認め受け容れること、これがすなわち人間の道徳的・個人的な自己形成のみならず社会的な自己形成の中心的な構成要素を表しているとパレンズは見ている。[37]

七　規準となる人間像についての問い

バイオテクノロジーによって人間のゲノムを人工的に変更する可能性が浮かび上がってくるなかで、人間とその自然的・遺伝子的素質についての或る規範的な考え方への疑問は、多くの論者にとって有害なものとなる。フッペンバウアー[38]は、「人間の自動進化をどのようにコントロールし〝デザイン〟されるべきか」、「人間生命の実現されるべきイメージ」とはどんな形態であるかという問いに取り組むことを不可欠と見る。ハーバマース[39]にとって、遺伝子操作は人類のアイデンティティの問題と「人類倫理学的自己了解」の問題に触れる。さらに、「われわれの身体的な存在の遺伝子的基盤を思いのままにできないことが自分の人生を歩む上で、また人間が道徳的存在であるという自己了解にとって持つ意義」という問題に関わる。ジープ[40]は次のように考える。「われわれ人間は健康と……正当に割り当てられた幸福という目的のために、自然を支配することから、思い思いの好みに合わせて内なる自然〔人体〕と外なる自然を完全化することへと踏み出した。そのように踏み出したことによって、自然が授けた遺産（Naturerbe）のどんな特徴が、人間身体および外的自然において保持される価値があるのかについて根本的に決断することをわれわれは迫られている」。それゆえ「評価視点を含む自然観の内部で、評価視点を含む人間学」が求められている。

Ⅲ　小児医療における成長ホルモン剤の利用　行動分野2

過去二〇年間小児医療の内部で、成長ホルモン剤の投与をめぐって論争が展開された。これには次のような背景があった。最初は成長ホルモン剤はもっぱら低身長症の子供たちに対して、成長ホルモン不足を補うために投与された。その後、病気による低身長ではあるが成長ホルモン不足ではない子供たちに対しても、成長ホルモン剤の医学的適応が拡大された。例えばウルリッヒ・ターナー症候群、プラダー・ウィリー症候群、ラッセル・シルバー症候群のケースである。これらすべてのケースで、成長ホルモン剤の投与を全般的に適用することに異議が出され、個々にさまざまな決断がなされている。さらに、家族性低身長症のケースに成長ホルモン剤を投与すべきかが議論になり、このような適用拡大を正当化できるかが論争となっている。(1)この論争では、成長ホルモン剤を投与しても必ずしもすべての場合に成長促進には至らず、多くの場合ほんのわずかな身長の伸びを達成するにすぎないということが重要である。それに加え、成長ホルモン剤の長期投与が有害な副作用を引き起こし[2]、かなりの費用負担を強いることも論争のなかで指摘されている[3]。

治療効果に必然性がないさまざまな治療形態が通常医療の枠に入るだろうか、という疑問も小児科医からさまざまな形で投げかけられている。これに関して二、三の論者は、低身長症は病気なのか、病気だとすれば、なにゆえかについて論じている。成長ホルモン剤の適用拡大がエンハンスメントの概念に該当するのか、またどんな場合に該当するのかについての学際的な倫理的議論はこれまでほとんどのケースでなされてこなかった[4]。その際、一部ではそうした行為の正当性について（例えば医師の職業倫理《エートス》という視点ないしは医学的介入の法的正当化という視点から）議論されている。また一部では単に費用負担について議論されている。つまり国家や、被保険者たちから成る連帯共同体〔公的健康保険〕が〔成長ホルモン剤の〕当該投与に対して費用負担の義務をどの程度負うのかが議論されている。さらに、エンハンスメント問題に触れた論文がエンハンスメントという術語やその類語を用いていないこともしばしばある〔そのため小児医療のなかでエンハンスメントに関連する論文はこれ以外にも多数ある可能性がある〕。

エンハンスメント問題を主題化することは、然るべきラベルを貼られ適切と認められている治療形態をも拒否することを、直ちに意味するわけではない。次の三つのグループに論者を区別できる。

〔1〕成長ホルモン剤治療のいくつかの形態をエンハンスメントとして拒否する、あるいは保険による費用支払いを避けようとする論者

〔2〕狭義の病気概念を主張しながらも心理的ハンディキャップを回避するための成長ホルモン剤治療を正当化する論者

〔3〕病気の治療とエンハンスメントとの区別をこの領域で貫くことはできないと見なす、あるいは貫くことはできても規準として意味があるとは見なさない論者

また、将来、遺伝子技術を用いて、自分のからだのなかで成長ホルモンの生産を高めることができるかについても一部で検討されている。

小児医療以外で、成績を競うスポーツのなかで、ドーピング手段として成長ホルモン剤を用いることの適否も議論されている。(5)

一　低身長は病気か？

幾人かの論者は、低身長はどこまで病気と見なせるのかという問いを投げかけている。ホッホベルク[6]は、低身長は自然のヴァリエーションと見なすべきであって、病気とみなすべきではないと主張する。別の論者は、低身長そのものは病気ではないが、成長ホルモン不足は明確に病気状態だと見なす[7]。また別の論者たちは強調する。身長と健康との間に一義的な相関関係は存在しないが、諸研究が低身長と心理的苦悩（それらは成長ホルモン剤によって和らげられることができる）との間に明確な結びつきを実証する可能性を排除しない[8]。ピルパルら[9]は低身長を病気から区別して「美感上の不足（aesthetic lack）」と特徴づける。

しかしながら、こうした問題設定にとって本質的なのは、狭義の病気概念から出発するのか、それとも広義の病気概念から出発するのか、病気ということで何を考えるべきか、ということである。ラントスら[10]は彼らの考察を、生物学的に捉えられた機能主義的な病気概念の上に基礎づけ、その上で低身長は病気概念には含まれないという結論に達した。これに対してヴァヴェイとコールトマン[11]はノルデンフェルト[12]の病気概念に立ちかえる。その病気概念は病気を、或る人が最小限の幸福を達成する能力の障害と捉える。彼らもまた低身長は病気概念に簡単に含めるわけには行かないという結論に達した。アンダーウッドとリーザー[13]も初めは狭義の病気概念から出発するように見える。それゆえ成長ホルモン剤治療はたいていの場合、心理社会的なハンディキャップの改良として理解すべきであって、病気治療として理解すべきでないと考える。マクリン[14]はクラウサーら[15]に倣って、狭義の病気（disease）概念と、そのつどの苦悩と苦悩のリスクをともに包括するもっと広い「不調」（malady）という概念とを区別する。マクリンによれば、狭い意味での病気が現存することを、治療を施すに必要な前提とすることはできない。しかしある病気（disease）やある不調（malady）を治療する場合に、さまざまな度合いで義務が発生することがありうる。アンダーウッドとリーザー[16]も、心理社会的なハンディキャップの補償は、苦痛緩和や生命維持の治療に比べて、医学的優先リストの低位に位置づけられるということから出発する。成長ホルモン不足によらない低身長が狭義の病気概念の要件[*]のすべてを必ずしも含んでいないとしても、低身長は治療すべきものと見なしていいと考える。[17]標準から極端に外れた低身長を広義の病気として捉えることができるかという問いについて判定するために、レンクは類比として、平均を極端に下回る知的能力（Intelligenz）を「精神障害」あるいは発育遅滞と判定することを引き合いに出す。

（＊）著者たちに問い合わせた上で、nicht alle drei geforderten Komponenten から drei を削除し、単に「要件」とした。

低身長は病気として位置づけられ、それゆえに医学的治療が要請されるべきかという問いが、二、三の論者においては、医学にはそもそもどんな目標が課せられるのかという問題設定へと移行する。例えばダニエルズ[18]は病気治療とエンハンスメントとの区別に固執しようとする。彼によれば、医学は不利益・不都合を取り除くことにけっして全般的に関心を持つわけではなく、病気を原因とするハンディキャップにのみ関心を持つ。この区別を断念してしまうと、われわれは機会《チャンス》の平等を作り上げ回復するという医学の目標設定に関して、本質的にラジカルな形の平等主義に行き着くであろう。こうした論への批判[19]は、正常機能と、病気という原因を基準にすることを問題視するだけではなく、病気概念に照らして検討すること（disease approach）全般を問題視する。低身長の諸形態を原因、程度、影響に即して体系的に区別し、それに対応して、病気の中身と治療提案をリストアップしたものは目下のところ存在しない。

アングロサクソン圏で起こっている議論の一つはまだドイツでは生じていない。しかしながらドイツでも社会裁判所で、低身長を病気と見なしうるかが争われた判例がある。[20][*] 裁判所は低身長の程度とその原因と影響を考慮した。保険法が意味する病気はさしあたって、異常をきたした（regelwidrig）心身の状態と定義され、その状態は医師による治療を必要とする状態、または同時に労働不能を結果する状態、あるいはもっぱら労働不能だけを結果する状態である。その際、異常をきたした状態と見なされるのは、健康な人間についての基準や理想像（Leitbild）から逸れた状態である。低身長症の個々のケースの治療では、こうした基準からの偏差（Abweichung）が――それがかなり著しい場合には――〔成長が止まった時点に〕予想される最終身長のなかで生じることを示している。基準からの偏差はまた、成長ホルモン不足が最終身長の低さの原因と認知されたということでも確認されうる。〔ドイツ〕社会法は、治療の可能性とは別に、低身長症は基本的に、重度障害者法が意味する身体障害であるということから出発する。その身体障害は通常、多くの人から蔑視されることで精神へ影響を及ぼすことと結びついていることがある。精神への影響と並んで、とりわけ日常の活動と仕事への制約に注意が向けられる。

（＊）八四頁参照。この判決の内容については松田純『遺伝子技術の進展と人間の未来』一二四―一二七頁に詳しく紹介してある。

二　医療の目標

ある論者たちは成長ホルモン剤治療の適応拡大について、それは本来社会的問題であるものを医療化することを表していると非難する。例えばダニエルズ[21]によれば、そのような問題を医学的手段の助けをかりて治療することについては、医学的必要性のある治療の場合に成り立つような社会的コンセンサスがない。キャラハン[22]や他の論者たちは、医学的諸目的の拡大には基本的に賛成できるが、身長を伸ばすことに価値を置いた拡大には賛成できないという考えである。ヴァヴェイとコールトマン[23]は、社会的諸問題の予防は〔成長ホルモン剤治療の〕目標になりうるという立場を表明している。もちろん、社会的諸問題の医療化となることは阻止しなければならないし、それゆえ目標設定とこの目標設定につきまとう問題性についての解明は不可欠だ、と彼らは考える。ラントスら[24]は小児医療における成長ホルモン剤治療の位置を考察し、その治療を、すでに実践され正当なものと見なされている小児治療（予防医療や、心理的苦悩を取り除くための治療または美容外科）の標準体系のなかに組み入れようとする。

三　治療とエンハンスメントとの区別が、医療行為の別の倫理的規準との関係のなかでもつ規範的な意義

病気の治療とエンハンスメントとを区別し、小児医療を病気の治療を基準にすることは、ビショップフベルガーとダールシュトゥレーム[25]の見解によれば、医療倫理の他の原則とも合致する。二人の著者は恩恵の原理（das Prinzip des Helfens, principle of beneficence）と正義の原理を挙げている。低身長症に時として伴う心理社会的な不利は社会的な諸構造によって説明されうるのであって、成長ホルモン不足によって説明されうるものではない。また、成長ホルモン剤の投与には未知のリスクがつきまとうから、こうした治療法によって長期的便益を守るという原則が侵害される、と両人は見る。ハファーカンプら[26]は、倫理的取り扱いの根底に存するあらゆる想定を経験に即して考察することを要求し、低身長症による苦悩を科学的に証明することなしには、いか

なる決断もなしえない、と主張する。

成長ホルモン分泌不全の患者ならびに不全ではない患者の身体にホルモン治療が望ましくない影響を与える可能性については、ブラドリとソウディマン[27]、ビショッフベルガーとダールシュトゥレーム[28]そしてディケマ[29]が言及している。もちろんビショッフベルガーとダールシュトゥレームもディケマも、成長ホルモン不足を補充する場合には、期待される便益によってリスクが償われることを前提している。個々のケースで予想される副作用についての洞察は、もちろん倫理的議論の枠には入らない。さらに、ディケマや他の論者たちも成長ホルモン剤治療の結果もたらされる望ましくない心理社会的結果について記述している。ベンジャミンら[30]は治療そのものが心理的苦悩を引き起こす危険を挙げている。ラントスら[31]やブルク[32]、ボウルトとムル[33]は治療への決断のなかに差別の可能性を認識している。ディケマ[34]は、治療で取り除かなければならない心理社会的諸問題が治療を超えて存続しうることを指摘している。ダウニら[35]は、成長ホルモン剤治療が子供の心理社会的状況と行動を著しく改善できることを基本的に疑問視し、自分の身体への満足度が増すことのなかに治療の唯一はっきりした肯定的な効果を見る。ウィクラー[36]は、〔成長ホルモン剤治療が〕望みどおりの肯定的な心理的帰結をもたらすかについては、少なくとも議論の余地があることを強調していて、上記の論者よりも慎重な構えを示している。

四　子供の利益と両親の願望

成長ホルモン剤によって子供を治療する決定は最終的にはしばしば両親によってなされるので、ベンジャミンら[37]は未熟な子の利益が蔑ろにされていることに警告を発している。例えばディケマ[38]は、こうした葛藤の場に置かれた小児科医はむしろ、両親が「パーフェクト・チャイルド神話」を追い払うよう同時に配慮してやらなければならない、と言う。彼はこう指摘さえする。子供の心理社会的諸問題は身長だけが原因なのではなく、しばしば両親自身が原因となっている（子を「期待はずれ」と見たり過保護になることで）。また成長ホルモン剤治療を両親が決断することで、両親はその子に不満を抱いていることを具体的に表現し、成績向上へプレッシャーをかけて、子供に他人を犠牲にするエゴイズムを教えている。ブルク[39]とディケマ[40]は書いている。むしろ子供に、社会的な能力を開発し低身長で生きていくことを学ぶよう教えることが重要だ、と。アレン[41]はこれに対して、「標準身長」を達成するという目標をもって「不利な身長（handicapping height）」

の基準〔を設定すること〕は機会平等の原則に合致するということを認める。

五　正義と、機会の平等

成長ホルモン剤治療の道徳的正当化と治療の決断に関わる基準に関して、平等の問題が主題化されることがよくある。多くの論者が成長ホルモン不足を、治療を決断する際に必要な客観的基準とみなしている。[42] 他方、アレン[43]とダニエルズ[44]は、身体的にも心理的にも基本的に同等の条件と不利な点をもっている患者グループを恣意的に分けているのではないかと論じている。これに対して、心理学者ステイブラ[45]は、成長ホルモン不足の子も、そうでない子も、低身長についての心理的悩みは同じだという想定を疑問視する。クリストファー・ボースは病気（disease）を、有機体が個々の環境からの要求に対応する際の統計的に標準とされる機能の障害と捉えたが、[46] ウィクラー[47]はこの病気概念（disease）は、生活可能性と行動可能性を制約する重篤な病気（illness）というボースの概念と同様、〔医療を〕請求する基準としては不十分だと言う。ここからウィクラーにとって、病気理論ならびに公平なヘルスケア理論にとって、未解決の難問が生じる。生理学だけでは、なにが完全に正しい機能かを決定できないし、治療を求めるに十分な基準も示しえない、とウィクラーは言う。ある状態を病気ないしは疾患と特徴づけることは、ある特定のレベルにおいて、社会的な標準（Normen）や通常（Üblichkeit）というものをいつも含んでいるからだ。

成長ホルモン剤治療について判断する際、この治療の幅広い適応症を認める人たちは、機会平等という原則を掲げる。アレン[48]は「標準身長」の達成を治療の目標とみなす。そのなかに彼は他の多くの論者と同様に、そのつどの治療が社会のなかで最も低身長のグループを新たに定義するというディレンマを見る。ラントスら[49]やダニエルズ[50]はこう見る。病気の治療とエンハンスメントとの間を分ける、標準となる差異を廃棄すれば、社会的不公平の補償を求めるわれわれの通常の要求の枠を突破することになり、それは医学を「社会的に平等に均す（social equalizer）」役割へと追い込むことになる、と。ラントスらは数値としての身長が与える影響の重大性を、いわゆる「エンドポイント・ディレンマ」によって具体的に示し、予防接種のように全般的に奨励される医学的治療と、すべての人を治療すれば単に全体の成長カーブを高めることになる成長ホルモン剤治療との根本的な差異を説明している[*]。それゆえディケマ[51]は成長ホルモン剤療法の決定を、道徳的に問題あるエゴイズムと特徴づける。

（＊）　予防接種の場合は、該当者全員に接種し、全員が免疫をつけることが期待できる。これに対して、低身長者への成長ホルモン剤治療の場合は、該当者が全員治療を受けても、相対的に低身長者は必ず存在し続ける。もともとの問題は変わらず、エンドポイントが存在しない。

成長ホルモン剤治療の際の分配の正義については、別の見方がベンジャミンら[52]とメンツェル[53]によって持ち出されている。高い費用を自分で負担する必要があり、金持ちのみがそれを調達でき、成長がある状況において実際に成功する場合、そこから貧者に対する不公正が生じることをベンジャミンらは指摘する。低身長症を健康保険が負担すべきリスクなのかを判定する際、メンツェルは費用対効果を他の治療法と比べて否定的に判定した上で、〔公的健康保険のような〕連帯共同体的な財政支援を排除する。

六　原則に基づく決定、それとも個別ケースに応じた決定

成長ホルモン剤治療のように問題の多い治療に際しては、とりわけ医師は客観的な普遍的な治療指針と、個々のケースでのアドバイスとの間で強い葛藤に巻き込まれる、とホッホベルクは言う。[54] ホッホベルクと同様、ヴァヴェイとコールトマン[55]も、個々のケースに即して、低身長症の身体的側面と心理的側面とが複雑に絡み合った状況を適切に評価した上での決断と治療を支持している。ピルパルら[56]はこうしたアプローチを、とりわけ患者が背景にもつ文化的な差異という点からも、支持している。しかし個別ケースごとの対応の可能性も、（研究計画書についてのインフォームド・コンセントというような）普遍的規準によって制約されていると見ている。これに対してビショフベルガーら[57]の他の論者は、ホルモン治療のいくつかの特定の適用分野を基本的に拒否し、〔人体の〕不可分（不可侵）、正義、長期的な便益または「恩恵の原理（principle of beneficence）」といった基本的な倫理的な諸原理に基づいて判断しようとする。

七　研究の特殊な問題状況

ホルモン治療の正当性への問いは、治療のための研究レベルで先鋭な形で提起される。多くの論者が治療の必要性とリスクと副作用を詳しく検討することを強調している（Ⅲ章六を見よ）。しかしながらディレンマも生じる。というのも研究は、ホワイト[58]が考えるように、リスクを最小限にするという原則に則ってなされなければならず、その原則が制約されるのは、被験者の福利を直接促進するか、あるいは〔人間〕主体の条件や生じうるさまざまな問題、それに対する予防措置などに関する、一般化できる知見を提供する場合に限られるからだ。ところが低身長そのものが病気（Krankheit, disorder）とは規定されえず、健康状態と、〔必ずしも病気とは言えない〕身体的特徴の変異との間で明確な座を指定しえない場合には、臨床試験の多くが〔リスクを最小限にする、それでもリスクがある場合は被験者にリスクを上回る利益があるなどの〕上記の原則を侵害することになるとホワイトは言う。ピルパルら[59]も成長ホルモン剤治療の研究を医学研究の倫理原則に照らして判定し、患者と医師の自律が危機に陥ること、ならびに子供を治療および研究する際のインフォームド・コンセントという特別の問題を指摘している。

八　小児医療を超えた拡大

成長ホルモン剤治療〔の是非〕を判断する際には、近年の〔技術〕開発をふまえて、小児科内部での適用と、小児医療ではない領域ないしは臨床以外の領域における適用とを区別しなければならない。ブラドリとソウディマン(60)は筋肉や骨、結合組織、脂肪代謝（「第二のエネルギー源」）へのホルモンのさまざまな作用について記述し、成長ホルモン剤が競技スポーツのために増強目的で投入されたり（Ⅵ章を見よ）、美容目的で投入されたりする（Ⅴ章を見よ）ことを説明している。

Ⅳ　向精神薬によるこころの改良　行動分野 3

二〇世紀なかばに最初の向精神薬が開発・導入され、さらに脳の生化学的構造に関する科学的知識が増大して以降、精神疾患の治療は根本的に変化した。その系統の医薬品の使用が増加し、新薬および改良薬の開発が進むにつれて、多くの患者が救われるようになった。以前は施設への収容が必要だった多くの人々が、今日では外来治療が可能となり、自分で決めた人生を、少なくともある程度の範囲で、送ることができるようになった。[1] 向精神薬は、内因性または外因性の顕在化した精神障害の治療だけでなく、抑うつ亜症候群（subsyndromale Depression）のような、まだ顕在化していない精神的障害のケースにも投与されている。[2] さらに向精神薬は、軽い倦怠感の治療や日常的な気分の状態を改善するために、自己投薬という経路によっても服用されるケースが増えている。そのため向精神薬の使用は精神医学の内部だけでなく、社会的にも議論を呼び、どのような場合にこの系統の医薬品を用いるべきか、また向精神薬がもつ人格変容作用を治療としてどう評価し、倫理的・社会的にどう評価すべきかが論じられるようになった。その際、生命倫理学の議論においては、「人格のエンハンスメント（改良）」の是非が問われることが多くなった。(3) そうした議論の中心にあるのは、心理状態が病気かどうかの評価が必ずしも十分に解明されていない場合には、ある種の抗うつ薬の服用が〔その人の〕本当（Authenzität）〔の人格性〕（Ⅰ章三（4））を損なうことを意味しないかということである。

米国では、とりわけピーター・D・クレイマーの著書『プロザックに傾聴』（*Listening to Prozac* 邦題『驚異の脳内薬品』）およびエリザベス・ワーゼルの『プロザック国民』（*Prozac Nation* 邦題『私は「うつ依存症」の女』）によって、こうした議論が活発化した。これらの本のなかではプロザックが「幸福ピル」として称えられている。かかる出版物が、米国におけるこの薬の経済的成功に大きく貢献した。プロザックとは、フルオキセチンという作用物質を含む抗うつ薬の商品名である（ドイツ語商品名は、例えばフルクティン Fluctin）。この作用物質は、神経細胞のシナプス間隙において神経伝達物質セロトニンの再取り込みを選択的に阻害する（選択的セロトニン再取り込み阻害薬 Selective Serotonin Reuptake Inhibitors; SSRI）(*)。それによって脳内のセロトニン濃度を変化させる。このセロトニン濃度はとりわけ自尊感情に影響を与えている。霊長類を用いた実験からは、セロトニンが動物の序列行動に一定の役割を果たしていることが知られている（第一位〔のボスザル〕においてセロトニン濃度が高い）。セロトニンを用いて霊長類グループの序列を実験で、人為的に変更することができる。[4] ヒトにおいては、低セロトニン濃度がうつや攻撃性や自殺傾向と関連がある。[5] プロザックの開発と最初の応用以来、かかる医薬品を服用することに対する警告[6]や批判的な反対意見の表明[7]が増えている。近年、ＳＳＲＩの作用様式に疑問を呈するいくつもの臨床研究が報告されている。[8]

（＊） プロザックは日本では認可されていない。ＳＳＲＩで最も広く処方されているのはパキシルである。

これに匹敵する論争が、メチルフェニデートという作用物質（商品名リタリン、メディキネット〔ドイツでの商品名〕）に関連して生じている。この作用物質は、ドーパミンという神経伝達物質の再取り込みを阻害し、脳に対する刺激的効果という点で各種のアンフェタミンやコカインと類似作用を有する。[9] リタリンは、「子供時代の多動性症候群」（注意欠陥・多動性症候群ＡＤＨＤ）と描写・診断されるようなもろもろの状態の治療に用いられる。この名称は「じっとしていられない子供たち」という現象を連想させることから、この医薬品の行動変更的性質に対して批判が向けられている。明らかに病的な行動の治療とは別に、親や教師からとりわけ負担に感じられるような少年の年齢相応の行動の場合にも、リタリンがしばしば投薬されているのではないかという疑念が出されている。ここでとりわけ議論されるのは、そうした薬剤が用いられる症状の境界線はどこにあるべきかという問題である。(10)(＊)

（＊訳注）　わが国は、リタリンの適応症として、うつ病患者への使用をも認めている。これは、リタリンが販売されている六〇ヵ国以上で、日本だけである。リタリンは長期の服用による薬物依存の恐れが指摘されている。医師が「患者」の求めに応じて安易にリタリンを処方したり、あるいは乱用者が処方せんを偽造して薬局で入手するケースなどが起こっている。製造販売元のノバルティスファーマ社は、不適切な使用を減らす目的で、うつ病に対するリタリンの効能効果を取り下げる方針を出した（二〇〇七年九月二〇日）。さらにリタリンを処方する医師を限定するなど、リタリンの流通管理を厳しくする。厚生労働省は医薬食品局長通知「塩酸メチルフェニデート（リタリン）その他向精神薬の適正使用、処方せんに係る疑義照会の徹底等について」（九月二一日）を出し、警戒を呼びかけている。

一　抗うつ剤による自己の改良

プロザックのような抗うつ剤の使用に対して表明される懸念は、まず次のことに向けられている。病理的と評価された諸症例での使用を超えて、場合によっては病気でなく、むしろ或る人の自己すなわち人格性が抗うつ剤によって治療されているのではないか？　あるいは心理社会的な性格の諸問題が治療されているのではないか？[11]　プロザックが広まることによって、自分の評価を高くできないという感情を単純に薬によって克服することができ、向上をめざして心理的および社会的に努力しなくてもよいという暗示にかかるだろう、との指摘もある。[12]　病気ではなく自分の人生設計に困難を抱えて疎外感に悩んでいるような人々が、プロザックによって治療を受けたり、あるいは自己投与するケースがますます増えてくるという危惧が表明されている。エリオットは、「苦悶観念（Angstvorstellung）」あるいは「躁病」といった精神医学の概念に意識的に対置して、「疎外（alienation）」という概念を選ぶ。この意味での「疎外」は、内的意味連関と外的意味連関、すなわちある人の内面（自己）とその周囲世界とが調和していない状態をあらわす。

その際、エリオットによれば、ある種の疎外形態は、周囲世界の要求に適切に反応できることさえあり、それ自体はけっして病的で治療の必要なものと評価されるべきではない。もちろんさまざまな形態の疎外はうつとともに現れるだろうが、疎外とうつは必ずしも不可分ではないし、まして や同一ではないとエリオットは言う。というのも、自らの時代の意味構造に対して疑いを向ける者が誰でもうつになるわけではなく、またうつである者すべてが、うつの原因の意味を創出できないせいにするわけではないからだ[13]。しかしながら、自分が疎外されていると感じる多くの人々や、自らの生活状況と人生設計に困難を抱えている多くの人々、場合によっては潜在的な精神的諸障害に苦しむ多くの人々が医師に助けを求めてくる。そうした状況において適切な形の援助はどのようなものでありうるのだろうか？　そうした援助は医療行為の目標設定にどのように適合するだろうか？　医師はどのような手段を用いることができるだろうか？

二　人格疎外とうつ状態の価値

疎外あるいはうつに苦しむ人々にとって支援が適切かどうかについての評価はとても難しい、

とマーチン[14]は言う。とりうる支援ないし治療の対象をより厳密に評価しなければならないからだ。その理由をマーチンはさらにこう説明する。「うつ（Depression）」という概念は、記述的諸要素と規範的諸要素とを含んでいて、両者は互いに区別される。うつの経験は、道徳的かつ精神的な病気経験（sickness）へと発展し、精神および人格性の病理へと発展する。たしかにうつを神経生物学的な諸連関へ正当に還元する道もある。しかし、治療の次元を超えて、うつが価値に関わる次元がなおざりにされる危険もある。それゆえ、臨床的に治療可能であることの意味への問いを、もろもろのうつ状態が生活世界に占める座の意味から区別しなければならない。もろもろのうつは、一方で洞察と自己変革との創造的な源泉でありうる。しかし他方で自己洞察を掘り崩し自己決定を妨げることもある。ここから、うつの病理的要素と、洞察を生み出す要素とが同時に存在することが明らかになる。この同時性が、病気概念をその自然的、主観的、社会的要素に関して規定する際にいろいろな困難をもたらす。なぜなら、治療的価値と道徳的価値とは、健康と病気（sickness）との連続性のなかで互いに絡み合っているからだ[15]。こうしたマーチンの考察では、当人の自己判断すなわち自分の状態についての主観的評価が重要な役割を果たしている。それに対応して、幾人かの論者は、治療として可能なもろもろの形態の採否についての判断が問題となる場合には、当事者個人の評価が規準として重要になると見なしている。同時にしかし、当人が自らの判断へ達するためには、医師の側からのサポートも必要であることが強調されている。[16]

三　精神薬理学による生活世界の医療化

プロザックの使用に対する批判は、個別事例での適切さという問題を超えて、精神医学の立場とその目標設定全体への批判としても理解される、とフクヤマは捉えている。生活世界がますます医療化していくという流れのなかで、人間は、脳の生化学に関する新しい知見に基づいて、生活上克服すべき諸問題に対して、それらが病理的である必要は全くないのに、ある生化学的薬剤によって解決しようとしがちになる。[17] 全体主義諸国においては、〔薬による〕「行動のコントロール」が政治的にとことん利用されるのではないかという危惧すら生じている。[18] 生活世界の医療化という一般的傾向を背景にして、生活上の困難の克服を助けてくれるとされる簡便な作用物質への需要が社会のなかで高まる。薬の処方を厳格にすれば、そのような社会的需要に直面して、投薬を正当化するために「さまざまな病気」を「新たに創作」することが増えるのは避けがたいと言われる。[19] このようにして、薬の効能を厳密に品質保証することとは無関係に、病気概念および健康概念の外延と内包とが拡大されていく。[20] ガーエミは、「日常的うつの病理化（Pathologisierung von Alltagsdepressionen）」を警告している。なぜなら、「薬によるこころの美容整形[21]（kosmetische Pharmakologie）」による「クスリ中心主義の世界観（Pharmdkonzentrische Weltsicht）」に直面すると、われわれの人格性の一部を変更するために、あるいは自分や他者にとって社会的ないし道徳的に望ましくないとみなされるようなあり方を変更するために、医薬品が用いられる危険が出てくるからだ。[22] しかし人生の成功に関するわれわれの判断にとって、精神医学は適切な支援を与えるものではないとされる。むしろ精神医学は、人生の意味への問いに対して中立的な立場をとる。そのため、ある人のそのつどの生活状況においてどのような形の支援が適切でありえるのか、一つの支援がどんな時に治療に当たり、どんな時にエンハンスメントの概念に当たるのかをたえず吟味しなければならない、と言われている。[23]

四　自己実現手段としての向精神薬

『プロザックに傾聴[24]』のなかでクレイマーは、精神療法はすでに何十年も前から精神薬理学の技術をメランコリー（うつ）の「治療」に応用してきたと述べている。その枠内で精神療法は援助的な治療形態および戦略的な治療形態をともに含んでいるが、しかしそこでは個人の自己理解ないし人格性が治療の手段ないし目的とはなっていない。目的は、或る特定の「感情的状態」を単にポジティヴに変化させることだけだという。クレイマーによって名づけられた「薬によるこころの美容整形」に対する決定的かつ根本的な反論は、〔医の〕介入目的に関わるというより、むしろ人格を変容させる方法すなわち投薬に関わる方法であるはずだ、とクレイマーは言う。

クレイマーの『プロザックに傾聴』をめぐる論争のなかで、フリードマン[25]は、プロザックが意のままに使える自己実現の手段であることを浮き彫りにしている。彼女は、われわれの人格性と自己の、情緒的な諸問題を、生物学的精神医学および新しく開発された向精神薬に関する知見を用いて、純粋に機械的に「治療」したがることの危険を強調する。クレイマーが考えるように、

「もろもろの情緒的問題（emotional problems）」は治療すべき頭痛と比べられるようなものではない。そうした見解は、われわれ自身をあまりにも安易に機械的用語法で描写している。「もろもろの情動（emotions）」は、頭痛とは対照的に、むしろ確信や解釈の諸形態である。ただし、それらは身体化され器質的なものと感じられるとフリードマンは言う。彼の結論によれば、自己という理念を保つためには、われわれの行為と態度を理性によって確証されたものと見なし、機械的概念によって説明できるものとは見ないよう義務づけることが決定的に必要だ。われわれの行動を機械的に「治す（cure）」ことを「根拠づける際の誤り」は、われわれの理性的能力に僅かしか重きを置かないことにある。そのかぎりで、「もろもろの心理的問題の治癒」という表現がどのように用いられているかを知ることには大いに意味がある、とフリードマンは言う。抗うつ剤の使用に関するエリオットの異議（Ⅳ章一）、すなわちクレイマーは「美容（cosmesis）」という目的だけに関わっているという異議に対して、クレイマー自身がエリオットに反論している。[26]つまりエリオットは疎外をひとつの特殊な道徳的価値として理解している。疎外を精神医学の治療対象として語るのはカテゴリー・ミステイクだと。とはいえ場合によっては、われわれはもろもろの技術の本性にもとづいて、カテゴリー〔医学的分類〕と、目標設定の意義を検討し直さなければならないとクレイマーは反論する。「薬によるこころの美容整形」をめぐる議論は、技術としての薬理学をめぐる議論ではない。むしろ問題となっているのは、うつ状態のなかにふさぎこんでしまうという根本的な不安だ。その際、本来は精神薬理学と同じことを欲するであろう精神療法は、精神薬理学ほど議論にならない。このことはまず何よりも、精神療法の効果が信頼されていないことを示している。そうでなければ、精神療法に関しても人格を変容させることがより批判的に議論されたはずだからだ、とクレイマーは論じる。[27]ドゥグラツィア[28]による反論はもっと全般的で、エリオットに対して、われわれはわれわれ自身の人格性によって自分を変えて行き、自分自身をくりかえし創造（self-creation）していると反証する。「すでに在る」自己を固定したものとして捉えるのは誤解である。というのも、よくよく考えてみると、練習や訓練、教育や修養による自己改良は自然であり、高潔で驚嘆に値するものと捉えられるからだ。これに対し、作為的で有害ないしは堕落的な医術と見なされる手段は、しばしば道徳的に疑わしい形態と見なされる。たとえばスポーツにおけるステロイド剤使用のドーピングのように、意図的な自己改良を成し遂げるための手段がそうだ。したがって、エンハンスメント技術に対する批判は、それらの手段の本性について理解しなければならず、どのような手段によるのであれば自己の変容がなお本物でありうるかを説明しなければならないとドゥグラツィアは論じる。

五　向精神薬によって本物の人格は損なわれるか、それとも可能になるか？

特定の心理的および情緒的な状態を病気と見なしうるか、またそれと関連して、プロザックのような向精神薬を治療として用いるべきか、という問いがある。さらに、こうした問いを超えて、ある処置が治療というよりはむしろエンハンスメントの概念に含まれるという確信に至った場合には、この意味でのエンハンスメントが、医療の目標設定の問題とは関わりなく、生活世界の諸条件のもとで、どの程度まで適切で、かつ正当化されうるかが議論となる。自らの人格的同一性《アイデンティティ》について抱くイメージと、自らのあり様が本当に自分のものだ（Authentizität ihres Seins）というイメージを背景として、「自己（Selbst）」をどの程度柔軟に変更可能（plastisch 可塑的）なものと捉えることができるか、また自己はどの程度能動的に変化しうるかということを、ドゥグラツィア[29]は自らに問いかける。なぜなら、彼によると、自己が基本的に変化可能であることを人間の条件が潜在的に許すとしても、そのことは、自己を改変する能力に限界がないということを意味しないからだ。特定の人格の性格特性が誰かにとって変えようがなく本質的であるかどうかは、その当人がそれらの特性を自らのものと見なすかどうか、すなわち当人が自ら進んで〈自律的に〉それらの特性を保持するかどうか、それらの特性が本当に自分のものであるかどうかに大いに依存している。こうした諸事情のもとで、精神療法をプロザックの服用よりも「より本物（authentischer）」と捉えるべきかが議論されうる。かくしてドゥグラツィアは、〈人格の〉諸価値と自己理解が医学的治療の基礎として不変であるならば、プロザックを用いたいわゆる「不自然な」生化学的処置と、「間接的な」精神療法的処置との間にもはやまったく違いがないという見解に達した。そうだとすれば、〈プロザックの使用を〉パターナリスティックに規制することを根拠づけることはまずできない。このかぎりで、プロザックの使用は、人間にとって本質的な「自己創発的プロジェクト」の本物の一部でありうる。それがエンハンスメントの諸形態を含んでいる場合であっても、このことは妥当するとドゥグラツィアは考える。

プロザックの服用に関するエドワーズの評価もこの点に関わる。彼の見解によると、自己自身への気遣いと、われわれの自然本性が〈自己完成へと〉課せられてあること（Aufgegebenheit）は、自己完成の方法をめぐる問いに答えることを困難にしている。こうした実存的な気遣いは苦悩（Leiden）と結びつき、身体的ならびに精神的な病気や健康についてわれわれが抱くイメージと結びついているため、医療と生活世界とは互いに入り混じっている。エドワーズはフーコーの「パトス」という概念を参照しながら、こう強調する。もしわれわれが自分たちを計画どおりに行為する者と理解するならば、プロザックを自分の人生を生きる助けにしようとする人に対して、この薬を与えることを拒む十分な理由はほとんど見いだせない[30]。エンハンスメント技術が精神薬理学的な性質のものも含めて人生に役立つということは、エドワーズによれば、技術によって刻印されたわれわれの生の一部である。歯並びの悪さや肌のしみ・そばかす、脱毛や物忘れなどは、それらを防ぐことが可能な場合には、それらを我慢するよう誰かに強いることは結局のところほとんど不可能だ。ここには、人間の自然本性へのもろもろの介入を許さないという〔過剰な〕道徳化の危険が存する。〔エンハンスメントを禁止する論調を〕道徳化と非難することは、〔エンハンスメントを〕医療化と非難することへのお返しである。そのかぎりで、われわれが――少なくともわれわれの一部が――現状とは別の仕方で生きることができるか、またそうすべきであるか、その可能性について、きめ細かく慎重かつ批判的に検討することが必要だ。別の生き方をしようとする際、もろもろのエンハンスメント技術が助けになることもあろう[31]。タルコット・パーソンズ[32]がその社会学的諸研究において主題化したように、病気と健康の概念、とりわけ精神的健康という概念は文化的および社会的な諸規準に極めて強く依存している。このことを理解するならば、「もともとの」人格から逸脱した「新しい」人格を目指すことは、この「新しい」人格が文化的・社会的諸規準によりよく適合し、当人が「新しい」人格をより心地よく感じる場合には、努力に値する。ただし、その際どのような方法によってこれを成し遂げることができ、また成し遂げるべきかということは未決のままである[33]。

クレイマーが「薬によるこころの美容整形」と名づけたものを肯定的に評価しながらも、ドゥグラツィア[34]はこう強調する。そのような賛成意見は、エンハンスメントという形での向精神薬の拡張的使用が倫理的に正当化されるとか賢明であるということまでも意味しているわけではない。なぜなら、人格を改変するという問題のほかにも、社会における公正（Fairness）に関する諸問題が付け加わってくるからだ[35]。しかしながら、〔資源〕配分（Allokation）の問題、およびそれと結びついた正義の問題群は、この行動分野ではごく僅かしか議論されていない。

V　形成外科と美容外科　行動分野4

形成（plastisch）外科診療の領域は、重い傷害の治療（例えば、やけどを負った事故被害者）から、子供の生まれつきの形成不全（例えば、兎唇《としん》の手術）、さらには美容（kosmetisch）手術（例えば、豊胸手術や乳房縮小術、鼻修整）まで広範にわたる。前二者の障害に治療が必要であることについてはおおかた異論はないが、とくに三番目の本来の美容外科手術はエンハンスメントの議論の対象になるという印象を与える。これらが形成外科の広範な領域をなしている。

その際、中心的な問題となるのはこうだ。当該ケースにおいて医師の介入は、客観的に確定できる患者の苦悩を和らげたり取り除いたりするがゆえに、医学的に正当化されると言えるか？　それとも患者の状態を、治療を要しない状態と特徴づけることができるか？　アメリカ合衆国だけでも一九九四年に三九万件の手術（豊胸手術や鼻修整手術、美顔整形、脂肪吸引）がなされたとのサルワーら[1]が挙げた数字を前提すると、問題の重大性が認識できる。さらに、美容外科に対する支持がどの程度増えたかも注目に値する。サリヴァン[2]によれば、一九九八年には、一〇年前より、女性で四七％、男性で三四％支持者が増えている。

〔ある手術の〕適応症に該当する患者グループを他から区別しなければならないということから、ある特別な困難が生じる。治療の希望の背後にしばしば、手術によっても治療できない心理的悩みが隠れているからだ。手術してもらおうとするクライアントの動機に向き合うと、心理社会的状況が視界に入ってくる（V章一）。その場合、社会で支配的な考え方や規準（Norm）が手術についての決断に影響を及ぼすだろうか、という問いが決定的な影響力をもつ（V章二）。治療に携わる医師も共犯者だという問題がそれと密接に関わっている（V章三）。美容外科の美観的次元も議論されている（V章四）。もう一つの論争は、健康保険制度に向けられる基本的要求に関して、公的健康保険制度はどこまでこうした費用を負担してきたかという問いをめぐって展開する（V章五）。最後に、医師の行為のなかで倫理的諸原理はどんな役割を果たし、医師の振舞いは利潤によってどの程度規定されているかが検討される（V章六）。

一　美容外科治療の動機とその効果

グロスバートとサルワー(3)は美容外科を、病気や傷害を理由としない介入の適用、すなわち心理社会的な便益（benefit）目的をもって身体の見えを変更するための介入の適用と定義する。美容外科手術の該当者のすべてに共通する特徴は、一つないしは幾つかの身体的特徴に対する不満が強いということだ。それは標準に比べて生じる不満（normative discontent）であって、根底にありうるかも知れない精神的病理とは別ものだ。プルチンスキとサルワーら(4)(5)は美容外科を「ボディイメージ手術」と特徴づける。ボディイメージには、自分の身体についての知覚や、（子供時代や青年期における）発達に応じた経験や、社会文化的な要素、自己についての価値感情などが影響する。

ハリス(6)は強調する。正常な（標準的なnormal）外見という概念は、各人が自分を他人と比較するなかで生じる主観的な概念である。その際、恥ずかしい欠陥と感じている点が、非常に目立つ欠陥なのか、それとも些細なもの、あるいは単なる思い込みにすぎないのか、ということは全く意味をなさない。他人の批判的言動（例えば嘲弄的な言辞）と、他人と自分との比較によって生じた異常な外見という意識がその者の特定の行動図式を結果するからだ。低下した自己イメージは最終的には対人関係における困難を生じさせる。社会環境を変えたいという願望（例えばパートナー探し、出世のチャンス）から、〔美容外科へかり立てる〕外的な動因が生じ、他方、内的な動機づけは自信を強めたいという目標に向けられる。

美容外科手術という手段を用いて、身体の外見イメージを見た目の上で正常化することによって、外面的な欠陥という患者が抱いている意識を取り除くことができるように見える。しかしながら、例えばハリス[7]は、患者を選択する際、例えば或る精神疾患をもつ人を加えないようにするなど、非常に慎重であることを求める。その疾患とは専門家の間では身体醜形恐怖症（Body Dysmorphic Disorder）として知られている。自分が醜いという強迫観念は美容外科手術をもってしても追い払うことができないと考えられている。小さな修正手術で実際に助けられる患者（いわゆる「テルシーテス」[*]患者）候補を、精神科の治療を要する醜形恐怖症から区別するのはしばしば困難であることが診療のなかで明らかになる[8]。

（＊）イーリアスに登場する醜い男

術後のリスクとして、美顔手術を受けた患者に現れる不安、抑うつ、現実感喪失（Entpersönlichung 離人症）という徴候が考えられる。[9] マグレガ[10]によって分析された長期にわたる研究からは、術後数年たっても、手術を受けた人たちの、自分の外見に由来する心の傷は深刻だと予想できる。しかしながらグロスバートとサルワー[11]によれば、評価の方法上の問題があるため、心理社会的便益についての確定的な判断は不可能だ。特定のケースにおいては美容外科的治療と心理療法との組み合せが提示される。

二　当人の自律と社会的標準についての問い

美容外科をめぐる倫理的議論において、外見を修正する手術への希望がはたして、手術によって個人的な好みを表現しようとする当人の自律的決断によるものなのかが議論になる。当人の自律的決断だという見方に対して、当人は外見に関する社会の標準（Norm）によって規定されており、その標準は異論の余地がありながら、少なくとも無意識的なプレッシャーをかけているという見方がある。ハリス[12]は前者の立場を代表し、フィドラー[13]は後者の見方である。フィドラーによれば、「正常という圧制（die Tyrannei der Normalen）」が、多かれ少なかれ正常から外れた個人を、排除することに責任がある。理想化された身体像を得ようとわれわれを促し、自分が永遠に自分自身には奇異に見えるという無意識に潜む心理からのがれようとさせるもの、それは人間の内面に隠されている「秘密の自己」への不安である。ボード[14]によれば、現代社会においてはいつの間にか、手術によって完全化された肉体が正常の模範となり、ふつうの肉体がすでに欠陥ある肉体となってしまった。

デイヴィス[15]はスミス[16]を援用して、自分の身体を改良することに関する女性の能動的な役割と創発性（agency）を際立たせる。自分の外見への不満は当人を、ある目標イメージに自分を合わせようとする能動的な過程へと駆り立てる。デイヴィスは、肉体の不完全が行動の選択肢を狭めるのではない。むしろ行動の選択肢を可能にする。デイヴィスは、女性の身体を変更と改良を目的に客体化すること――ただし男のまなざしのために或る客体を新しく作り出すことではない――について語る。既存の美の理想を背景に、美容外科は女性にとって――その手段を解放のために意識的に動員する場合には――解放のための手段、しばしば現状を転覆させる手段を意味する。

この立場へのボードの批判[17]は"agency"という概念に狙いをつける。その批判によれば、この概念は、当該女性にとって、美容外科手術によって自己実現を果たそうとする自律的な主体が問題なのではないということを覆い隠す。ここにはむしろ消費者文化（consumer culture）が働いている。この文化は、個人がみずからを、絶えず改良を要する欠陥ある存在と捉えることに依拠している。美容外科では、繁盛する経済分野がテーマであり、標準によって駆り立てられる文化実践がますます強まっていることが問題なのだとボードは言う。この文脈では（例えば宣伝に見られるような）身体のさまざまな理想像の産出はきわめて批判的に評価される(18)。これらの理想像はボードによれば、消費者のなかに、個人的に欠陥があるという意識を掘り起こしたり、そういう意識を初めて作り上げたりすることに寄与する。その限りで、当該女性は、少なくとも無意識のうちに、社会的・文化的に標準とされているものに駆り立てられた女性であり、「わたしは自分のためにそうした（I did it for me）」というもっともらしく見えるスローガンに錯覚し、だまされている。“Just du it”（ちょっと試してごらん）をモットーとする英雄的個人主義は性差と民族の境界を見かけは乗り越える。このイデオロギーに対立するのは、個人は誤りやすい不完全なものだという絶えざる知らせである。こうした緊張を宣伝と美容外科は利用する。人間はかの綻びを繕うことができると唆すことによって。それによって、人間という存在が不確実で時間的に制約されているという実存的な要素が背景に退いていくだけではなく、否認される、とボードは言う。かくして、自分の生命と年齢をいつでもコントロールでき、みずからを永遠に改良できるという幻想が成立する。

年齢や経験がもはや信頼の置ける価値を表していない産業社会において、若者に見られる或る現象は、有益なメルクマールとして妥当する。[19] 美容外科への増大する欲求は大部分、現代の成功した人のイメージを反映している。外見に熱心に取り組むことは、さらに進んで人間の性格的問題（internal character 内的性格）に取り組むことになる、とサリヴァンは言う。[20] 魅力的であることが善いことと、醜いことが悪いこととしばしば等置されることは社会文化的視点から見ると、注目に値する。[21]

美容外科手術を受けようとする人の苦悩は、支配的な考え方と社会的な標準に由来するのであって、けっして病気や機能障害によるものではない。このことをリトゥル[22]は容認する。にもかかわらず、重い苦悩を抱えるケースもあると彼は言う。この苦悩は美への願望から生じるのではなく、肉体への違和感（疎外感）とひどい差別を終わらせたいという欲求から生じる。個々のケースについての倫理的評価において決定的なのは、リトゥルによれば、社会の果たす役割である。

当人がもっていない〔例えば二重あごや高すぎる身長といった〕身体的特徴に対する偶然的で移ろいやすい好みにかなっているなら、道徳的な問題は何も生じない、とリトゥルは言う。なぜなら、多くの人々がそうした現象に無関心に接している社会の振舞いは、不公正と特徴づけられるのではなく、むしろ社会は寛容に振舞っている。同胞の側が当人を差別し出せば、事態は別のようになる。重きをなすのは、単なる好みではなく、偏見である。こうしたケースでは、リトゥルは外観についてありうるかも知れない社会的標準を批判するのではなく、そうした転化がなされることを批判する。リトゥルはとくに人種的、性差別的な動機による標準を道徳的に問題あるものと特徴づける。[23] 例えば、ある女性が外見の或る標準を満たしていないならば、この不当なイデオロギーによれば、彼女は女性としての彼女の本質を欠いていることになろう。

三　共犯という非難

リトゥル[24]は社会的な標準というものを背景にして医学が実際にもたらす結果責任にスポットを当てる。これまでの〔医療における〕行動モデルの問題は、医師—患者関係に関して倫理的な問いのみを伝統的に提起するということにある。実際はしかし医師ならびに制度としての医療と、論争となっているさまざまな標準と習慣との関係が問題なのだ。つまり共犯関係という問題である。医師が道徳的に議論の余地ある規準を促進し、そこから多大な利得をあげているならば、医師は「共犯者」として共に責めを負う。決定的なことは、医師の行為がどのつまり、道徳的に疑わしいシステムを強化していないかということだ。医療は社会のなかで、制度上高い地位をもち、威信を保っている。そのため、美容外科診療が、議論の余地ある規準や規格を是認し権威づけることに通じる。外見のさまざまな規準は、健康と正常（Normalität）という概念と混じっている（そのことが性差別的・人種差別的考え方を強化する等）。リトゥルが提案する解決は、問題のあるさまざまな規準に対して全体的な視点から関わることに基づいている。たとえ或る医師が美容外科手術を行っても、彼は議論の余地ある規準を伴う社会システムに対して、いつも批判的な態度をとっていなければならない。

この関連で、美容外科の内部における医師と患者との関係を、カークランドとトング[25]らが試みたように、四つの相互作用モデルに区別するのは参考になる。美容外科の既存の診療に対するフェミニストからの批判を背景に、両人は外科医の行動を〔1〕パターナリスティック、〔2〕情報提供的、〔3〕解釈的、〔4〕熟慮的、の四つに区別する。パターナリスティックなモデルでは、どんな外見が患者に最もふさわしいかを決定し必要な診断を決定するのは、医師の任務である。当該者の意図と願望について話合うのが、情報提供的モデルの目標であり、もっと強くは解釈的モデルの目標である。最後に、熟慮的モデルでは、健康と無事息災についての患者および医師の価値評価が言及される。当該者は問題状況を包括的に自覚できるようになり、それゆえ決定についてじっくり考えるようになる。フェミニストの視点からは、第四の相互作用形態のみが責任ある医療に通じる。

四　芸術作品としての身体?

ホールム[26]などは刺青師やピアス師や、身体を芸術表現に用いるアーチストを「身体の芸術家(Körperkünstler)」と特徴づけた。この概念はしかし、ホールムによれば、美容外科医には適さない。美容外科医の行動は、〔外科手術の〕機能についての熟慮と、見た目と美について社会が抱くイメージに強く制限されているからだ。

ホールム[27]は古典的な美学[28]に依拠して、美容外科の機能を、美学的観点から、単に幻想（Illusionen）の生産にすぎないと特徴づける。これに対して、本当の芸術（wirkliche Kunst）は模倣（Imitation）の原則に基づいている。本当の芸術は自然に与えられたものをまねて作る（nachbilden）から、模倣は鑑賞者に何ものも本物と信じこませない。本当の芸術は、芸術家の成果が感嘆されるなかで、美的な享受をもたらす。鑑賞者は、ここでは自然的なものが模造されていることを知っている。これに対して美容外科は、手術した鼻や胸があたかも自然に成立したものであるかのように思い込ませることを狙っている。〔医学的〕介入は見られるとともに、同時にしかし見られてはならない。ここにアンビヴァレンスがある。この点で、自らの肉体をまさに公開披露する目的で形づくるボディビルダーとは違う。美容外科においては、作品そのものを観衆にさらそうとしているのではなく、自然に与えられたものという幻想としての作品のみをさらそうとしている。

ホールムは強調する。美容外科医がもたらす「作品」はまずもって、日用品（ready-mades）と芸術が認めているもの（例えばデュシャンの作品）にたとえられる。医師はすでに現存するステレオタイプに範をとる。そのステレオタイプには、社会的に受け容れられる基盤から生じる比較的わずかな変動幅しかない。介入の目的は、前もって定義されている理想に合わせることである。身体を変更することへの個人の本当の選択をホールム[29]は当人にも医師にも認めない。医師の仕事は芸術家のように独創性を追求するのではなく、定められた規則に則る。それゆえ美容外科医たちをせいぜい「工芸家（Kunsthandweker）」として特徴づけることができ、けっして「芸術家（Künstler）」とは言えない。美容外科による「作品」を手に入れようとする動機（たいていは心理社会的な性質をもつ動機）は、通常の芸術作品を制作する動機とは異なる。これに対してケアリ[30]は、自然に（von Natur aus）可能であるものを美容外科手術は模造しているということをもって、美容外科を正当化する。

五　美容外科の医療経済学的側面と社会法的側面

どんな条件のもとでなら、形成外科手術の費用を公的健康保険から支払うことが出来るか？どの時点から、本来の意味で健康に関わる治療について語りうるか？

ドイツにおいては社会法の枠組みのなかで法的健康保険に支給義務を定めている。この枠は狭く限定されている。保険の負担で外見の姿形を変えることには、正当な理由がない。例外は機能の改善回復を図るための修正と、歪みを直し取り除くための修正である。これには、癌のあとの乳房の修復、思春期までの子供の立ち耳を寝かせる手術、悪性化の危険がある場合の皮膚のシミならびに皮膚の腫瘍の除去、性転換（長期の心理療法の所見がある場合に限る）が含まれる。これらに対して、豊胸手術、乳房縮小、鼻の修正、脂肪吸引、顔の皮膚のたるみの除去などは原則として保険から支払われない診療である。[31] 一九九三年二月二〇日の連邦社会裁判所の判決によれば、或る心理的障害は精神医学と心理療法の手段で治療することができる。この目的のために「正常な身体状態」に手術で介入する費用は健康保険から支払われない。このことは、患者が精神医学と心理療法による治療を病気が原因で拒否した場合にも当てはまる。[32] 二〇〇一年五月三日のノルトライン＝ヴェストファーレン州社会裁判所の判決によれば、被保険者が保険に請求できるのは、本来の疾患に対して直接ほどこされた病気治療の措置、すなわち精神療法の措置のみである。[33](＊)

（＊）　低身長に悩み自殺まで思いつめた青年は、精神医学などでは問題が解決しないとして、伸長手術を受けた。連邦社会裁判所は、この場合、精神医学的治療などには健康保険を適用できるが、伸長手術には適用できない、と判示した。詳しくは、松田純『遺伝子技術の進展と人間の未来』知泉書館、一二四

――一二六頁参照。

個別ケースにおいて、当該手術の目的が機能の回復なのか、醜悪化の除去か、それとも外見イメージの改善なのかを、初めに外科医が決定しなければならない。そこには、外科医が患者の状態を、不当な仕方で、器官病理学と精神病理学の意味での病気とみなすという問題が繰り返し発生する。治療費用を法的健康保険でカバーするためである。それゆえ疑わしいケースでは、社会保険医による立ち入った監査が保険組合の側から促される。(34)

六　美容外科が医療内部に占める位置と、その商業的側面

美容外科が伝統的な医療の目的論のはるか外にあることは、倫理的議論のなかでは疑問の余地がないように見える。美容外科は医学に必要な領域に属さないということが論拠として挙げられる。美容外科は健康ではなく美を目標としているからだ。美はけっして医学の目的ではない。医の目標は客観的に確定できる身体の現状をいつも基準にしている。これに対して、美容外科にと

っては、主観的な願望の実現が課題である。[35]

ミラーら[36]は類似の論拠を挙げて、こう述べている。医療行為の根底にはもろもろの道徳的規範がある。これらの規範は医療のもろもろの伝統的な目標と、医師のもろもろの義務と徳を引き合いに出す。医療の倫理（eine Ethik der Medizin, 医療に内在する道徳性 internal morality of medicine）という理念は、その実践が医療の本来の領域に属するのか、それとも周辺に属するのかを決定するために、診療を基準に照らして評価する際に役立つ。病気が原因で生じる苦悩だけが治癒されるべきだという前提に立てば、美容外科手術への要求はもっぱら主観的好みを表わしていることになる。著者たちはしかし、正当化できる修復的な形成的介入から、純粋に美容的処置への移行はしばしば流動的であること（例えば、顔が崩れて行くブドウ酒様血管腫の人の場合〔どこまでが修復的で、どこから美容的処置かは不明確〕）を認めている。これに対して、彼らは外科医の宣伝に問題ありと判定する。医師という自らの職の倫理原則が、ビジネスライクなやり方で、侵害されているからだ。宣伝は人を惑わすようなイメージとスローガンを提供し、情感に訴える。美容外科についての有用な情報を伝える代わりに、非現実的な期待を膨らませている。幻想が売り込まれ、危険性が覆いかくされる。ある特定の「理想美」を暗示しながら、思慮深く「病気を産み出すこと」「気分のすぐれない状態を産み出す（promoting dis-ease 不快感をかき立てる）こと」によって、美容外科の宣伝キャンペーンは医療行為の倫理原則を傷つけている。したがって美容外科は医療倫理学に加えて、ビジネスエシックスにも服さなければならない。けれども、本来の診療に関しては、正当な根拠を有する医療という行動分野のまったく外にあるわけではない。

美容外科はもともとは、病気で身体が崩れ醜悪化して行く少数の人々のためにあった技術なのに、こうした技術をもって、美容外科は正常な外見の人々を獲得しようとしている、とレパ(37)は言う。ジョンセン(38)によれば、美容外科の商業化は医への委託をゆがめ、医師―患者関係を侵害する。中心に位置するのは、助けを求める患者ではもはやなく、むしろ外科医が願う経済的裕福を可能にしてくれる顧客なのだ(39)。

Ⅵ　スポーツにおけるドーピング　行動分野 5

人間の能力強化（Leistungsteigerung）は、スポーツの重要な目的として社会的に承認され望まれ促進されている。この目的は、とりわけ競技スポーツやプロスポーツの分野において追求され、「より速く、より高く、より遠くへ（citius, altius, fortius）」というスローガンによって強調されている。また、傑出したスポーツ能力に対する注目や名誉や金銭的報酬の増大によっても露骨に促されている。スポーツは能力強化を目的としているため、エンハンスメントの問題圏がまったく独特な仕方で開かれてくる。つまりスポーツの場合には、人間の能力の増強が望まれるか否かではなく、この目的を達成するためにどのような手段や方法が用いられるかが決定的な問題となる。能力強化は、とりわけ健康的な栄養摂取や、スポーツの種類や種目の目標に沿ったトレーニング・プログラムによって達成が期待されている。これに対し、ドーピングの概念に当てはまるような能力強化のための手段や方法は、スポーツの精神に反し、違反であり、不適切として拒絶される。そのため、能力強化のさまざまな形態に線引きが必要となる。

一 「ドーピング」とは何か？

国際オリンピック連盟（IOC）は「反ドーピング規程」（Anti-Doping Code）のなかでドーピングを次のように定義している（他の多くのスポーツ団体の規程も類似している）。

ドーピングとは、

「1　選手の健康に対して潜在的に有害で、かつ／または競技能力を増強させる（enhancing）可能性がある手段（物質 substance あるいは方法）を使用すること、あるいは、

2　選手の身体に禁止物質が残存している、あるいは禁止物質または禁止方法を使用した証拠が認められること」である。[1]

さらに第二章一条によれば、「ドーピングは、オリンピック精神（Olympism）の基本原則と、スポーツならびに医療の倫理に反するものである」。[2] 規程の付録には、禁止される薬物と方法の

リストが載せられている。

この定義においては、この禁止手段リストに記載されるに至るには、薬物ないし薬物群および手法がどのような性質や効果を持っていなければならないか、ということがなお不明確である。それゆえ、もっと厳密な定義もある。例えばスポーツ医学者・スポーツドクターであるルードヴィヒ・プローコプ（Ludwig Prokop）は、ドーピングを「通常なら（normalerweise）全く用いられないか、少なくともそうした用量で身体に加えられることのない手段によって能力を高めようとするあらゆる試み[3]」と理解している。この定義は正常（Normalität）という概念を引き合いに出している。その概念は明らかに、さまざまな手段や処置方法が人間の身体に関して自然的なものか人為的なものか、ということから出発する。これに対して、一九五二年以降のドイツ・スポーツ医学者連盟による定義は、使用する者の意図に基づいている。その定義は、「試合中の能力強化を意図して或る医薬品を使用することは、それが有効か否かに拘わらず、ドーピングと呼ばれる」と述べている。[4] 正常という概念に基づくことも、ドーピングをする者の目標設定も、いずれも一九六三年の欧州評議会（学校外教育委員会）の定義のなかにも再現されている。これによれば、「ドーピングとは、競技のために能力を人工的で不公正（unfair）な仕方で高めることを唯一の目的として、健常者に対して、身体にとって異質なあらゆる形態の薬物を投与ないしは使用すること、および生理的作用をもつ薬物を異常な（abnormal）形や方法で投与ないしは使用することである。そのほか、競技者の能力強化のためのさまざまな心理的処置もドーピングと見なさなければならない[5]」。

「ドーピング手段」の使用は、もろもろのドーピング定義の年代〔が若いこと〕から新しいことのように推測されるかも知れないが、しかしそれは新しいことではない。このことは、ドーピングの歴史のなかのごく二、三の特徴的な事例を見れば分かる。

二　ドーピングはスポーツの歴史のなかで良く知られた問題

オリンピック競技が開催されていた最初の数世紀（初回はギリシア人たちによって紀元前七七六年に開催）において、すでに競技者たちのあいだで、競技能力を高める薬物に手を出すことがふつうに行われていた。当時においても能力強化作用をもつ薬剤の服用または方法の使用は競技規則に違反し、公的な告示により罰金および資格剥奪をもって罰せられていた[6]。一般に能力強化を成し遂げるためによく用いられていた物質は、たとえば興奮作用のあるキノコやアルコール飲料、雄牛の血である。これとならんで、脾臓の肥大や硬化を防ぐために、トクサの一種を調合したものを呑んだり、乾燥したキノコを塗った温湿布をしたり、さらには手術で脾臓の切除すら行われた。(7)(*)

一九世紀以降、全般的な能力強化のためや、スポーツによって生じる苦痛に対処するために、とりわけカフェインやアヘン、ニトログリセリンやストリキニーネが用いられた。薬物服用による死亡事故の最初の記録は、すでに一八八六年に現れている。(8)

（＊）　脾臓は古くなった赤血球を破壊する。これを摘出することによって赤血球が必要以上に増加した状態＝酸素運搬能の増大を期待できる。

現時点〔二〇〇〇年禁止リスト国際基準〕では、ＩＯＣによると、スポーツにおける人工的な能力強化にはとりわけ、〔1〕禁止された五つの薬物群と、〔2〕特定の制限がかけられている五つの薬物群、〔3〕禁止された三つの方法分野が区別される。〔3〕禁止された方法とは、血液ドーピング（事前に取っておいた自己血の輸血をそう呼ぶ。血液量の増大によって体内への酸素運搬量が増す）と、人工的な酸素運搬物質ないし血漿増量剤の投与、そしてドーピング検体（尿も含む）の薬理学的ないし化学的あるいは物理的な改竄である。〔2〕アルコール、カンナビノイド〔大麻の成分〕、局所麻酔薬、糖質コルチコステロイド、ベータ遮断薬が、使用が制限されている作用物質群である。〔1〕五つの禁止作用物質群は、興奮薬（Stimulantien Ⅵ章三（1））、麻薬（Narkotika Ⅵ章三（2））、蛋白同化薬（Anabolic Agents Ⅵ章三（3））、利尿薬（Diuretika Ⅵ章三（4））、ペプチドホルモン（Peptidhormone）と模倣薬ないし該当作用をもつ物質（Ⅵ章三（5））を含む。[9]

三　医療とスポーツのなかで無条件に禁じられた五つの薬物の利用とその副作用

スポーツで用いられるドーピング薬のほとんどすべてが、通常は医療において病気の治療や予防あるいは苦痛緩和に用いられる薬物であり、もともとそれらの目的のために獲得され生産されたものである。しかしながら、医師やトレーナー、コーチおよび選手自身が、そうした薬剤の効果をスポーツ能力の強化や、必要な休養期間を縮めることなどを狙って使用する。そうした薬剤の作用と医療およびスポーツにおけるその使用に関する協議はおおよそ、IOCのリストで無条件に禁じられた五つの作用物質群の区分に従って行うことができる。

(1) 興奮薬

興奮薬に属する薬物群は、たとえばアンフェタミン、メタンフェタミン、メチルフェニデート（商品名リタリン、メディキネット）、ブロマンタン、エクスタシーとコカイン（ドイツでは麻薬法で規制）、エフェドリン（多くの咳止め薬に含まれている）、さらにカフェインなどである。カフェインは多くの嗜好品に含まれるが、高濃度、つまりIOCおよび他のスポーツ団体の基準では尿中のカフェイン濃度が12g/ml以上の場合が禁止対象になる。もろもろの興奮薬は、アドレナリンやノルアドレナリンといった生体固有のホルモンと同じように、以下のような作用によって一時的に能力を高める効果がある。気管支の血管を拡張することによって呼吸効率が高まる。脂肪組織内の脂肪分解と脂肪酸代謝が促進される。心拍数と収縮力が高まり、血圧が上昇する。肝臓におけるグリコーゲンの分解とグルコースの代謝が促進される。骨格筋では血行がよくなり、グリコーゲンの分解が促進される。さらに中枢神経系では欲動と注意力が高まる。[10]

興奮薬使用による副作用として、もろもろのストレス症状や攻撃衝動、落ち着きのない状態が現れることがある。また精神障害や幻覚、重度の心理的依存症が生じうる。体温の上昇は高体温から熱中症にまで至る可能性がある。また心拍の亢進は循環器障害を引き起こし、過剰負荷によって心筋梗塞にも至りうる。多量に服用すると、身体の警告システムのスイッチが切られる。疲労の限界線が高められるからだ。死の恐怖に直面したときのような極限状況にしか通常は放出されない「非常用の」あるいは「とっておきの」エネルギー備蓄に手が付けられ、使い果たされてしまう。ここから重度の消耗状態となり、死に至ることもある。（最も有名な例は、トム・シンプソンが一九六七年のツール・ド・フランスにおいて、アンフェタミンと暑さと脱水症状によりモン・ヴァントゥ[*]で（死亡した事件[11]）。

（＊）　フランス南部、プロヴァンス・コート・ダジュールにある標高一九〇九メートルの山。ツール・ド・フランス第四ステージの山頂ゴール。頂上へ至る二〇キロメートルの道のりは平均斜度七・六％で、コースきっての難所。

その後、医療においては、アンフェタミンのように中枢に作用する興奮薬にはもはや（医学的〕適応がほとんど存在しなくなっている。いくつかの興奮薬は食欲抑制剤として投与されているが、その治療的価値については議論が分かれている。メチルフェニデートは注意欠陥・多動性障害（ＡＤＨＤ）の治療のために投与される（Ⅳ章を見よ）。エフェドリンなど間接的に作用する興奮薬は、気道に働きかけ、気管支を弛緩させ、鼻腔粘膜のはれを鎮めるため、多くの風邪薬に含まれている。

スポーツ界では、もろもろの興奮薬が効果的な競技用ドラッグとして知られている。とりわけ六〇年代と七〇年代にしばしば使用された。しかしその乱用がいくつかの死亡事件を引き起こし、〔興奮薬に関して〕十分に効果的なドーピング検査が導入されたため、今日では試合中またはその直前の興奮薬の使用は稀になってきた。しかしトレーニングの段階では、興奮薬は禁止されていない[12]。

(2) 麻　薬

もろもろの麻薬（Narkotika より正確には「強い効果のあるモルヒネ型の鎮痛薬[13]」）は、神経系に作用する。意識に働きかけ、痛みを和らげる効果をもつ。わずかな用量で〔興奮薬と同様に〕気分を高揚させ、認知能力や感覚能力にもろもろの変化を引き起こすことがある。これとならんで、麻薬は吐き気の原因となり、気分変化（多幸感 Euphorie や、時には不快感 Dysphorie）からもろもろの精神障害まで引き起こす可能性があり、依存症も起こしうる。多量に投与された場合には、さらに意識混濁や、酸欠による循環虚脱、呼吸中枢の麻痺を引き起こし、死に至ることもある。[14]

麻薬は医療のなかで、手術の際の麻酔のために用いられるとともに、とりわけ（例えば不治の癌の場合の）緩和医療や、手術後の痛みを和らげるのにしばしば用いられる。このほか、医学的管理のもとで依存症と闘うために用いられる。たとえばメサドン・プログラムや、医学的な管理下でのヘロイン処方などの枠内で。

スポーツでは、たとえばモルフィン、メサドン、ジアモルフィン（ヘロイン）といった麻薬が、とりわけ痛みを引き起こすスポーツ種目（ボクシング、格闘技など）で競技用ドラッグとして使用される。競技用ドラッグとは、競技直前に服用すれば、競技中にその完全な効果を発揮できる薬物のことである。競技における有効なドーピング検査のおかげで、今日では麻薬が使われることはほとんどなくなった。こうしたドーピング検査は、麻薬（一部は興奮薬との併用）によって引き起こされたいくつかの死亡事件の後に開発された。[15]

知泉書館

出版案内

2025.8　ver. 66

新　刊

精神指導の規則　〔知泉学術叢書38〕

フッサール現象学批判　他人と私の間

倫理学講義　第二巻

倫理学講義　第三巻

霊性の人間学

古典の挑戦　第2版　古代ギリシア・ローマ研究ナビ

ルネサンス教育論集　〈イタリア・ルネサンス古典シリーズ〉〔知泉学術叢書39〕

書のひととき　中国書道史漫歩

偶然性と実存　実存思想論集 XL（40号）

経済学史研究 67巻1号

Ad fontes Sapientiae

〒113-0033 東京都文京区本郷1-13-2
Tel：03-3814-6161／Fax：03-3814-6166
http://www.chisen.co.jp

＊表示はすべて本体価格です。消費税が別途加算されます。
＊これから刊行するものは時期・タイトル等を変更する場合があります。

ニコル・オレーム『貨幣論』とその世界〔知泉学術叢書37〕
金尾健美訳著 ISBN978-4-86285-431-5 新書判170頁・2700円
アリストテレス倫理学を踏まえ，貨幣の起源，本性，権利，改変について考察した論考である『貨幣論』の全訳と，訳者による著者と作品についての詳細な解説，さらに疫病と戦争に象徴される14世紀中頃の北フランス世界の歴史的環境についての考察を付した。

穀物輸出の代償
服部正治著 ISBN978-4-86285-433-9 菊判224頁・3600円
産業革命による人口集中で穀物需要は急拡大した。英国は最大の穀物輸入国に，アメリカは最大の輸出国になった。19世紀の大平原開拓と小麦増産により多くの問題に直面した。本書は輸出国の視点で土壌保全や水問題，移民，資本などの実態に迫る画期作。

哲学 第76号 カント生誕三〇〇年／人工知能と人類の未来
日本哲学会編 ISBN978-4-86285-971-6 B5判402頁・1800円

（2025年5～8月の新刊については，p. 2～6をご覧ください）

2025年8月からの刊行予定（順不同）

カテナ・アウレア　マルコ福音書註解〔知泉学術叢書〕 トマス・アクィナス 保井亮人訳

東方キリスト教思想への誘《いざな》い 大森正樹著

内在の臨界 生の現象学と現代フランス哲学 米虫正巳著

シェリング講義 同一哲学の鍵としての「反復的同一性」〔知泉学術叢書〕 M. フランク著／久保陽一・岡崎秀二郎・飯泉佑介訳

意味と時間 フッサールにおける意味の最根源への遡行 高野 孝著

倫理学講義 第四巻～第五巻 山田晶著／小浜善信編

生命操作と人間の尊厳 田坂さつき編

日本文化と宗教 「和」の伝統の功罪 岡野治子著

経済科学の曙 政治算術家ウィリアム・ペティとその時代 大倉正雄著

中國古代の淫祀とその展開 工藤元男著

（3） 蛋白同化薬（Anabolika）〔アナボリック・ステロイド――筋肉増強剤〕

ＩＯＣおよび他のスポーツ団体のドーピングリストに蛋白同化薬として挙げられる薬物には、アンドロゲンとアナボリックとがある。その大部分は蛋白同化男性化ステロイドホルモン〔例えばナンドロロンやテストステロン〕、およびベータ2作用薬〔クレンブテロールが最もよく知られている〕のような〔筋肉等を〕増成する作用のある他の薬物である。蛋白同化男性化ステロイドホルモンの化学構造および作用は、男性ホルモンであるテストステロンに由来する。テストステロンは蛋白合成を促進し、同化促進的（anabol）に作用する。一般的な言い方をすれば、〔例えば筋肉〕組織を作り上げる働きをして筋力を高め、あるいは体の脂肪分を減らす働きをする。それとともに、「アンドロゲン化（androgen）」すなわち性的特性を男性化する作用をもつ。さらにベータ2作用薬は、ベータ2受容体を刺激することで気道を拡張し呼吸しやすくする。[16]

これらの薬物によるいろいろな副作用は、その使用様態や投与期間、投与量によって大きく異なる。とりわけ経口摂取される蛋白同化薬により肝臓の酵素が枯渇し、肝炎や肝臓癌を引き起こすことがある。人体固有のホルモン周期が乱されて、その一部が働かなくなり、結果として、人体固有のホルモンの分泌が減る。血中脂肪値の変化は心筋梗塞のリスクを高める。身体および筋肉中に蓄積される水分量が増すことによって、高血圧の原因になるとともに、循環器系への負担も増加し、心筋梗塞のリスクも高まる。このほか、全般に攻撃的行動が強まることもある。そのほかの副作用として、にきびができ、さらに靭帯や腱を損傷するリスクが高まることがある。特に青少年が蛋白同化薬を服用すると、骨《こつ》端《たん》成《せい》長《ちょう》軟《なん》骨《こつ》板《ばん》が硬化し、身長の伸びが止まることがある。女性の場合は、しばしば男性化が起こる。声が低くなり、体毛が増え、胸がちいさくなり、月経周期が乱れる。男性の場合は、睾丸の萎縮や精子形成障害が起こることがある。女性化も観察されていて、一部は胸の膨張をともなう[17]。

　蛋白同化ステロイドは、たとえばホルモン障害による病気や、高齢者の身体の全般的な虚弱に投与され、また若年者が巨人症と診断された場合に、成長を止めるために投与される。ベータ2作用薬は喘息の治療に用いられる。そのほかベータ2作用薬は、しばしば家畜の肥育に使用される。スポーツではアナボリック・ステロイドが一九五〇年代以降、とりわけ筋力を競うスポーツに用いられた。それが今日ではあらゆるスポーツに広がっている。たとえばボディビルディングやフィットネスといった余暇スポーツでも服用され、また生活の質を高めるという思い込みからも服用されている[18]。

(4) 利尿薬

もろもろの利尿薬はさまざまな化学構造をもった物質であり、腎臓に働いて体内の水分の排出(尿)を促す。特に重大な副作用は、水分と塩分の調節機能の障害やミネラル物質の欠乏で、これらが筋肉の痙攣や腎臓障害を引き起こすことがある。利尿薬服用の結果として、男性の場合はインポテンツ、女性の場合は月経周期の乱れが起こることがある。[19] 医療のなかで利尿薬が使用される分野は、もちろん医学的適応によるが、高血圧や水腫(組織内に水が溜まる)などである。体重による階級分けのあるスポーツでは、素早く体重を減らすための補助手段として利尿薬が用いられる(強い効き目のある利尿薬は、数時間で急速に水分を排出させることで1〜3キロの体重減となる)。そのほか利尿薬は、その他の薬物の尿中濃度を薄め基準値未満にするために、広く行き渡っている。[20]

(5) ペプチドホルモンおよびそれと類似の作用をもつ薬物

ペプチドホルモンは、体内で伝達物質として働くタンパク質である。ペプチドホルモンにはさまざまな種類があり、それぞれ違った作用をもつ。ドーピングをめぐる論争で重要なペプチドホルモンには、成長ホルモン（ヒト成長ホルモンＨＧＨ、あるいはソマトロピン・ホルモンＳＴＨともいわれる）および成長因子（ソマトメジンとも呼ばれる。例えばインスリン様成長因子ＩＧＦ‐１、ＩＧＦ‐２）、エリスロポエチン（ＥＰＯ）およびコルチコトロピン（副腎皮質刺激ホルモンＡＣＴＨともよばれる）がある。コルチコトロピンは体内のコルチゾンおよびコルチゾールの分泌を調節し、副腎でその効果を発揮する。コルチコトロピンは興奮させる作用をもつこともある（多幸感）。ＥＰＯは赤血球を増加させる作用があり、それによって体内の酸素運搬量を増す。ＥＰＯは腎臓で分泌される。成長因子は、全般的な細胞成長を促す成長ホルモンと協働して、体の成長を促す[21]。

ペプチドホルモンの使用においても重大な副作用が現れる可能性がある。成長ホルモンは成長因子と協働して物質代謝に作用し、体の成長を促進する。これらは、手や足、あご、額の膨らみ、鼻、そして体内器官を変形させるまでに至りうる。加えて、身体由来のインシュリン分泌を妨げることで糖尿病を引き起こす可能性がある。そのほか、高血圧や不整脈、視覚障害、水腫《むくみ》を引き起こすことがある。ＥＰＯによって赤血球の数が増え、それによって血液粘度が高まる。身体に負担がかかった瞬間に、これが心臓や脳や肺で血栓症を引き起こすことがあり、死に至ることも稀ではない。コルチコトロピンの使用によって、感染の拡大や、体内に貯蔵されている脂肪や糖の分解を引き起こす可能性がある[22]。

医療において、成長ホルモンおよび成長因子は低身長症の子どもの治療に用いられる（Ⅲ章を見よ）。ＥＰＯは腎疾患のケースで処方される。身体由来のＥＰＯ分泌が過少であるため、赤血球の形成が過少となり、細胞への酸素供給が著しく妨げられるからである。コルチコトロピンは主には、病気の治療ではなく、副腎の機能を調べる診断目的のために用いられる。スポーツ界ではペプチドホルモンの乱用が増えている。そこでは、ペプチドホルモンの摂取を明白に立証可能かが議論になっている。成長ホルモンや成長因子は――一部、蛋白同化薬と併用し――とりわけ筋力を競う競技種目に用いられる。競技へむけた準備のために、および長時間の肉体的負荷（例えば自転車競技）の間に用いられる。けれども、その際の能力アップはこれまで明白に立証はされていない[23]。コルチコトロピンも同様に長時間の負担の際に用いられる。ＥＰＯはこれまではとりわけ耐久スポーツに用いられたが、最近では、もっと短時間の負荷（たとえば団体スポーツ）での使用も増えている[24]。

四　スポーツ界のドーピングにおけるエンハンスメント問題という視点

以上のような短い概観を手がかりにすれば、ドーピングに用いられる薬剤がどのような種類のものかは明らかである。またスポーツのなかで、薬剤以外の方法によって図られる能力強化を超えて、ドーピング薬の使用による人間の特定能力の改良が、前に詳述した意味でエンハンスメントのための一行動分野を表していることは明らかである。にも拘わらず、ドーピングは公正《フェアネス》という観点で論じられることが圧倒的に多い。例えば〔その競技能力が〕選手の本物の能力か、自然か人工的かといったエンハンスメント論争の個々の観点は、ドーピングとの関連で論じられるものの、しかしそれは限られたものでしかない。ただし最近では、遺伝子技術による介入の将来展望との関連で「エンハンスメント」問題が再び明示的に取り上げられ、いわゆる「遺伝子ドーピング」が指摘されている(25)（Ⅱ章を見よ）。これらの議論はまた、スポーツ医学の分野でスポーツと選手についての医療倫理学的考察という点で、従来のドーピング行為に対しても新しい光を投げかけている。

規則に違反して自分を有利にするということは、ドーピングの歴史をちょっと見ただけでもすぐに分かるように（VI章二）、スポーツ競技が行われるようになって以来、実際に存在する現象である。けれども、この現象は、スポーツの商業化が進むとともに、ますます強まっていくように見える。競技における成功（勝利）はいかなる犠牲を払っても達成されるべきであり、たとえ或る手段が一般にスポーツの原則や基本的信条に反しようと、あるいは（例えばひどい反則プレーやドーピングによって）敵や自分の健康を犠牲にしようと、利用可能なあらゆる手段を勝利は是認するように見える。社会やメディアは、多くの反則プレーをしばしば「巧妙（clever）」で「駆け引き上手」と称えたり、避けがたいとか微罪だと称する。[26] 反対にフェアプレー賞（Fairness-Pokal）の獲得をむしろ嘲笑し、その受賞者が同時に「競技で」勝利を逃した場合には、「恥ずかしい」とさえ言いたてる。他方で、ドーピング禁止規則に対する違反はスポーツ精神に反したアンフェアなことと非難され、ドーピング違反者たちは節操がないと断罪される。

（1）機会の平等としての公正

今日のドーピング論争の中心的議論は、機会《チャンス》の平等という意味での公正《フェアネス》論である。しかしジープ[27]によれば、公正の原則は、機会の絶対的な平等への要求を意味しているわけではない。そのような絶対的な平等は、スポーツにおける卓越性や能力比較を排除してしまう。したがって機会の平等は、外的な前提条件を平等にすることを意味しうるにすぎない。それは一つはスポーツ全般の規則によって、また個々の競技と種目ごとの規則集によってなされる。しかし一部の競技者がみずからの能力を、規則に反しかつ検査をすり抜けて、禁止された薬物や方法の助けを借りて改良するならば、スポーツの基本的原則に属する公正の原則は明らかに侵害されることになるとジープは言う。

ところがジープ[28]は、能力を高める薬物や方法を完全に解禁したほうが、もしかするとドーピングを全般的に禁止するよりも機会の平等という原則がよりよく実現されるかもしれないという面をも考えるよう促している。[29]どの国も、どのスポーツ団体も、どのトレーナーもコーチもスポーツドクターも、あるいは個々のどの競技者も、もろもろのドーピング手段によって特定の能力に狙いを定めて改良を試みることができれば、それによって「自然的」ならびに外的な不平等——例えば設備や、トレーニングの方法と機会、食養生法にかなった栄養指導、トレーナーやコーチやスポーツドクターの質に関する不平等——をひょっとして均すことができるかも知れない、とジープは言う。けれどもジープ[30]は公正《フェアネス》というものを機会の平等として、それゆえ他者に対する公平さとしてだけでなく、「自己自身に対する公正さ（Fainess gegen sich selbst）」としても理解し、公正の概念を〔捨てるのではなく〕拡張しているのだ（VI章四（2）を見よ）。

（2）　医師の責任と個人の自己決定

ドーピングについての医療倫理学的考察は、機会の平等という問題圏を超え出て行かざるをえない。その際、ある特殊な利害関心が、治療ないしは行為する（(be-) handeln）医師の役割をめぐる葛藤に影響する。医師は、高い能力を競うスポーツにおいて、「患者」すなわち選手の健康を維持ないしは回復するという任務を持つだけではなく、彼に委任されたチームや選手たちの成績に対しても共同責任を負う。[31] この課題に対して医師は次のような行動をもって応える。そこには責任ある対応も、無責任な対応もある。医師は新しいトレーニング方法の開発に選手とともに取り組んだり、栄養についてアドバイスする。選手たちに試合のための「痛み止め」を注射したり、狙い通り予防的処置や栄養補助（Substitution「ビタミン、ミネラルないし微量元素といった栄養素や有効物質を補充すること[32]」）をする。果ては能力改良のためのドーピング処置まで行う。

したがって医師は、選手やトレーナーやスポーツ団体との取り決めに基づいて、競技の成績をできるだけ上げるよう、利用可能な手段を用いるという任務を負っている。しかし、予防／治療／栄養補助／ドーピングの間の境界線はきわめて曖昧で流動的であるため、医師は個人の競技能力を見極め、選手自身の自然で本物の固有の能力を、強化手段を選択する際の人為性との対立関係のなかで見据えておかなければならない。

したがって医療倫理学の観点から、次のことを検討しなければならない。どのような正当性をもって、人間（しかも個々の人間）個人の自然的ないし生物学的な能力の限界を乗り越えることが許されるのか？　その際にどのような責任が医師にあるのか？[33]　というのも、世話をしている選手たちのドーピングを黙認したり、それを勧めさえする医師は、次の二重の意味で医療の伝統的な目標設定から逸脱しているからだ。かかる医師は、医療において本来は予防や治療や緩和のために用意されている手段を、医師の通常の目標設定にふさわしくないドーピングという目的に用いる。さらに場合によっては、選手たちの健康を一時的または永続的に害するということを甘受せざるをえない。これでは医療行為のために設定された目標が逆転してしまう。それゆえスポーツドクターは、選手の健康と第三者の利益関心との間の、また選手の願望と健康上の安全

(Wohlbefinden) との間の葛藤の場で働かざるをえない[34]。

しかし、医師が選手の能力アップを人為的手段でもって促進することをせず、予防措置と治療措置のみを施し、したがって、もっぱら医療の伝統的目標だけを追求する場合でも、選手みずからが自己の身体と健康に関する自己決定を盾にして、ドーピング手段を〔たとえば薬局や闇市場で〕調達し自己投与することもできよう。ところが、自分の身体に関する自己決定を持ち出すことでドーピングを解禁できるかについては疑問視されている。その理由は以下の三点である。第一に、解禁されたとしても選手たちにはまだ選択の余地が残されている。つまり、①そもそも競技に初めから参加しない。②〔ドーピングなしという〕不利を背負って参加する。③ドーピングをして参加する。これらのいずれかを選択する余地が残されている。すると、よい成績を出せる選手のほとんどは、自分の健康を害すること〔場合によって、ドーピング手段を不適切に用いれば、もっと重大なことになる〕を覚悟している選手たちだけだということになる。また第二に、こうした形での医薬品の乱用によって生じた病気や障害に対する事後の治療ならびにその費用は、健康保険加入者たちによる連帯共同体〔一四頁訳注〕が負わなければならない[35]。最後に、自らの身体についても自己決定する際にも、選手たちに規範としての線引きがなされうる。つまり、短期的な有利さのために自らの健康を、場合によっては自分の将来全体を損なうことを選手たちに禁じる線引きである。[36]

なぜなら、選手は「自分自身に対する公正さ」という意味において、自分の将来の生活に対して義務を負っているだけではないからだとジープ[37]は言う。もしそれだけなら、選手がその後の金銭的に心配のない生活のために自分の健康を犠牲にすることを欲するか否かを、選手の自由な決断に委ねることができよう。しかし選手は、自身の身体のなかの人間的生理（die menschliche Physis）に、現在だけでなく将来にもわたって結びつけられている。ところが、ある種のスポーツでは、その競技の実施自体による健康リスクが、ドーピング手段の使用における健康リスクと同程度ないしは部分的にはそれより大きい場合がある。そうした競技の実施を許しておきながら、同時に、選手がドーピングによる健康へのリスクを自分自身に引き受けることを、自分自身に対する義務を指摘することによって選手に禁じることができるかは疑問である。[38]

（3）スポーツ能力が本物であることと、スポーツの医療化

機会の平等および自己決定という面とならんで、スポーツ能力が「自己に本来そなわった」

(Eigentlichkeit)「本物」(Authentizität) であるかという面もまた重要である。現在行われている高いレベルの競技は、少なくとも人気の高いスポーツ種目では、選手たちの収入源となっている。それは他の職業従事者と同様、かれらが毎日従事しているかれらの職業なのだ。とはいえ、スポーツは多くの忍耐や特別な訓練を要する。したがってとりわけスポーツという職業は、比較的短い期間しか実際に従事できない職業だ。従事者にきわめて短い休養期間ならびに体力回復期間しか許さないような職業において、あるいは特別に高い集中力や特別な振舞いや外見（顔貌など）が求められるようないくつかの職業においては、一部ではスポーツと同じように、業績をあげてほしいという期待やプレッシャーに対して、医薬品または医学的な処置や方法の助けを借りて応えている。かかる助けは競技スポーツにおいては、ドーピングと呼ばれ、禁止されているものである。

　スポーツ以外の分野や組織においても、健康や、場合によっては公正《フェアネス》が、そのような類の手段や方法を用いることに反対する論拠として持ち出されうるだろう。けれどもスポーツにおいては、それ以上に、競技能力を医薬品によって、そして将来はおそらく遺伝子操作（いわゆる「遺伝子ドーピング」）によって改良することが、競技能力の「本来性」ないしは「能力そのものの統合性（不可侵 Integrität）」[39]を破壊し、それによってスポーツの基本的特性に矛盾することになりはしないかが問われ続ける。ドーピングは選手同士の能力比較の価値を減じるからだ。ジープ[40]によれば、遺伝子操作された人間の身体は、特定の能力に向けた育種のための出発点であるに過ぎない。それによって従来のドーピング手法と同様、現在ないし将来における健康を害するだけでなく、身体の「自然性」、身体固有の生理《ピュシス》に矛盾し、同時に「人間的な」生理《ピュシス》に矛盾するものとなる。競技スポーツの闘争的原則は、一方では機会の平等という意味での公正さを含み、他方では敵よりすぐれた本物の能力を示そうとする意志を含んでいる。そうした原則が、ドーピングによって破棄されてしまうと言われる。そのかぎりで、ドーピングによる人為的な能力アップ、しかも薬によるドーピングとならんで遺伝子への介入によるドーピングも、上述の意味でのエンハンスメントと特徴づけることができる。スポーツでは能力向上が基本的には望まれるにも拘わらず、これはやはりスポーツおよびスポーツ競技の精神に反する。かくして、スポーツの医療化の一形態が明らかになる。この形態は競技能力の本物性を押しのけ[41]、スポーツ競技全体を疑問に付してしまう。けれどもこの医療化という現象は、スポーツ分野だけに単独で見出されるものでは全くない。それは生活世界全体がますます医療化されていくという文脈のなかに深く根ざしていて[42]（Ⅲ・Ⅳ章を見よ）、スポーツにおける医療化の現象は、経済的な成功や褒賞という刺激に支えられて、体を操作に適した客体として扱う現代的な身体観を映し出しているのだ。[43]

〔付録〕

病気と病人

ディルク・ランツェラート

一　序

われわれは誰もが、人生を過ごすうちに繰り返し病気に出会い、病める人に出会う。その際「病気（Krankheit）」および「病むこと（Kranksein）」との格闘は実存的な根本経験にまでなる。その経験は個人の人生計画にさまざまな仕方で決定的な影響を及ぼし、病気への問いを人類そのものと同じだけ古いものにしてきた。しかし科学的な医学の成立とともに、その経験はひとつの新しい次元を受けとった。というのも、病気概念は今ようやく、医学および医療者の構造的枠組みのなかで中心的な主導概念の一つに昇格したからだ。この概念は、医師や患者、および公衆衛生や健康保険制度（Gesundheitswesen）に携わるすべての人々によって用いられるだけでなく、明らかに必要欠くべからざるものと見なされている。しかしながら医師自身は病気そのものないしは病気概念に関わり合うのではなく、さまざまな個々の病気と対決し、これらの病気に苦しむ人々をケアする。[1]

医師が診断・治療・予防・苦痛緩和といった目標をめざす上で、病気概念は医療行為の長い歴史のなかで、決定的な定点を表し、この「診療」（Praxis 実践←ギリシャ語 prattein＝行為する）という文脈のなかで、病気概念は実践的な概念となっている。病気概念のこうした倫理的意味というテーマは長い間ほとんど論じる必要がなかった。現代医学の内部で行動範囲が著しく拡がり、医療行為のなかに倫理的な挑発を引き起こすようになって初めて、病気への問い、および病気が行為を導く働き（handlungsleitende Funktion）についての問いが意義深い仕方で新たに提起されることになった。病気というものがわずかしか解明されていない概念だということが、これまでほとんど明らかにされて来なかった。自然科学によってますます影響されるようになった医学の内部で、病気概念が医療行為を導く働きをするなかで、生活の質の向上をめざして医療技術を用いること〔治療を超える医学の利用〕によって、病気という概念がますます規定されるおそれが出てきたというのにである。〔生活の質の向上をめざす〕要求が、医療そのものの側から追求されない場合には、この要求は「患者」ないし「顧客（Kunden）」側から、医療あるいは、医療に代わって登場してきた「人間改造技術（Anthropotechnik）」に寄せられる。

以下では、患者の意志と医療行為の目標設定との間の緊張をはらんだ領域を見据えて、病気概念の主観的な評価的性格と自然科学的な客観的性格とがどのような関係にあるかを明らかにしたい。次に、医師―患者関係のなかで、解釈する行為と治療する行為とを、病気概念がどのような仕方で結びつけているかを問わなければならない。

二　病気概念の歴史的展開

病気を説明するもろもろのモデルは、人類史の過程の中で、生物学の知識水準と社会的枠組みの諸条件、およびもろもろの文化的価値を一つに束ねた脈略のなかにあった。それゆえ、歴史的変化をたえずこうむってきた。大昔、病気は悪霊によって引き起こされる超自然的現象と受け取られ、魔術という手段によって追い払われるべきものだった。とはいえ、すでにバビロニアとエジプトの古代文明において、病気を自然的状態として捉え、適切に治療するという考え方が非常に早くから存在した。古代ギリシャにおいては、民衆に広く行き渡っていた魔術的な病気観と明確に一線を画して、ヒポクラテスの科学的医学が病因論的自然研究として成立した。こうした背景のもと、病気は自然（Physis）からの逸脱と等置された。自然は、正常状態（kata physin）に向かう運動として動態的に表され、医師は、逸脱を再び「自然へと連れ戻す（eis tän physin agein）」（Corpus Hippocraticum, *De fracturis*）[*1] ことによって、この過程を支援するものとされた。自然からの逸脱は、体液の調和における攪乱として表された。そこから発達した体液病理学は、中世にいたるまで決定的な影響を及ぼし続けた。

　近代における自然科学の展開とともに、自然および身体についてのひとつの新しい理解が発達してきた。それは一七世紀における医化学（イアトロ化学）および物療医学（*Iatrochemie* und *-physik*）[*2] に依拠したものである。その結果、医学はますます応用自然科学という自己理解をもつようになった。R・ウィルヒョーはその細胞病理学[*3]の枠組みにおいて、かなり自然科学的な形態学的病理論を定式化した。かかる自然科学的還元主義に対抗して、二〇世紀前半に心身医学（psychosomatische Medizin）ないしは人間学的医学が発達した。これらは、病気の理解と病気の治療のなかに、心と社会的環境を一緒に取り込んだものである（L. Krehl, R. Siebeck, V. von

Weizsäcker など)。現代医学において、病因や治療的処置の探求において革新をもたらしているものは、とりわけ免疫学的知見と分子生物学的知見である。[2]

三　自然状態としてのもろもろの病気

病気概念は基本概念でありながら、把握困難で、ほとんど定義不可能な概念である。[3] したがって、さまざまな側面から病気概念にアプローチしなければならない。病気概念によって日常の状態が描かれ、その状態は人間の「自然本性（Natur）」に関わるということを前提にすると、人間の自然本性への立ち返りが、純粋に理論的―自然科学的に理解されるべきか、それとも自然的関わりのなかにすでに評価的・実践的なさまざまな意図が認められるのか、という問いが立てられる。

（1）　記述と評価のはざまにある「病気」

自然へと経験的に立ち返ることは、医学の成立期において、正確な診断と予後に到達し、適切な治療を講じるための重要な一歩であった。医師は人間の健康状態と病状について必要な知識を得るために、人間の栄養状態やその他の生活環境に関する事情を見極めることができるほど、人間の自然本性に関する十分な知見を得るよう努めなければならない。現代医学においても、診断を下し、場合によっては治療や症状を緩和させるために、自然科学的方法と生物医学技術の助けを借りて、一人の患者の自然についてのデータが集められる。このことは根本的に次のような問いを投げかける。つまり、病気と健康は、人間の自然から読み取ることのできるような状態であり、もろもろの自然的な基準（Standards）ないし規準（Normen）として、医師の行為を導くものでありうるのか、という問いである。

J・マーゴリス（Margolis）とH・T・エンゲルハート（Engelhardt）はそれぞれの研究のなかで、自然はいかなる基準ないし規準を定めるものでもないということから出発している。むしろ「健康」や「病気」といった概念は、価値判断を暗黙のうちに含んでおり、しかるべき社会文化的脈略においてしか理解できないという。つまり「病気」や「健康」〔という概念〕は、身体的または精神的なもろもろの状態についての私たちの価値評価を反映し、そのようにしてはじめて〔現実の〕病気や健康を構築する。[4] この考え方を推し進めるなら、社会文化的なパラダイムが、病気を構成する（konstituieren）唯一の要素として捉えられなければならないということになろう。すると病気概念は、社会的な行動分野におけるまったく慣習的な取り決め（Konvention）だということになるだろう。

病気は第一義的に社会文化的価値概念だという解釈に対しては、次のような異議が唱えられる。病気の多様性について、文化による相違はむしろ周縁的な問題を示しており、たいていの病気の評価においては、文化を超えてきわめて広範な合意が存在するという異議である。しかし病気概念をもっぱら価値判断としてのみ理解する人々は、こうした一致は、それによって規範的判断の不在が証明されるわけではなく、この事態はむしろ慣習的取り決めと規準が広く普及していることに起因する、と解釈する。[5] それに対し自然主義的解釈は、こうした一致は人間という種の自然本性のなかにあって、そのかぎりですべての人間に等しく妥当し、生物学的な機能不全（Dysfunktionalitäten）である病気（disease）は人間の自然のうちに読み取ることができるということから出発する。

（2）機能不全としての病気

こうした背景のもと、C・ボース（Boorse）は、機能主義的な病気理解を体系的に展開した。これはしばしば「（生物）医学モデル[6]」ないしは「生物統計学モデル[7]」と言われる。ボースにとって病気（disease）という概念は「価値から自由な理論的仮定」であり、一方では生物学的機能、他方では統計学的標準（*Nolmalität*）によって特徴づけられる。そのさい彼は「標準的（normal）」という表現を常に「自然的（natürlich）」と同等なものとして用いる。また彼は「自然的」というのを、経験的に「種に典型的なもの（arttypisch）」と特徴づける。したがって病気とは、ある有機体が、環境に対するその生物種の要求に対応して「統計的に標準的な機能」を果たすのに障害をきたすことである[8]。

こうした機能は、進化論パラダイムに基づく〈設計と環境との結合〉を前提としている。これは動物については事実として確認できるが、人間には当てはまらない。それどころか、人間という種の設計（species design）は、個人ごとに多様であり[9]、個人によって解釈されるべき寸法とみなさなければならない。鍵と鍵穴の図式は、設計と環境との間で一義的に指示する関係を示すが、この図式は高度に発達した動物において、すでに問題をはらんでいる。ましてや環境による拘束から開放された「世界開放的」人間（マックス・シェーラー）にはたやすく転用はできない。なぜなら人間は、もろもろの自然的原因（Ursache）から行為するのではなく、もろもろの理由（Gründen）から行為し、みずからに自分の目標を設定するからだ。また、世界とのこうした関係は、自身の人生計画という脈略で病気を解釈することにも採り入れられなくてはならない。身体を孤立させて観察する仕方をボースは好んで採用したが、この形式はデカルト主義の影響を背景に成立した。というのも、デカルトとその解釈者たちは、人間を、その実体からして二元論的に組み立てられた心―身―存在として理解し、その際これら両部分の交差を無視したからだ。そうした解釈によって、身体は機能的に解釈可能な統一体（単位 Einheit）となる。(10)

ボースが彫琢したこの構想は、病気概念を科学的にうまく操作できるものにしている。というのも、ある状態を病気と定義する際の諸規定のなかに――C・ボースの病気概念がふさわしい限りで――有機体の機能に関して経験的に収集でき記述的に確定できる多くの変数《パラメーター》（血圧、白血球数、肝機能の検査値など）が疑いもなく入り込むからだ。そうは言っても、はたして「病気」が自然科学的な所見に還元され、そうすることで純粋に理論的・記述的に解釈されうるのかを疑うことは許される。

病気概念に関して自然を引き合いに出す仕方は、もろもろの病気を分類するさまざまな体系構想にも反映している。こうしたことを背景に、疾病分類学に対して次のように問いかけなければならない。引き続いて分類学上の体系のなかに書き込むことができるために、もろもろの病気が自然的な種類のモデルに従って発見されるのではないか？

（3）病気の分類

植物学者たちによる植物図鑑《ピュトロギー》をよりどころとして、病気のさまざまな単位を分類する単一の体系を仕上げることで特に頭角をあらわしたのは、トーマス・シデナム（T. Sydenham, 1624–1689）であった。それはシデナムが（プラトン主義的な想定を背景にしてはいたが、方法的には、科学についての新しい経験的な理解に基づいて）理論的で体系的な単一な疾病分類学を構想したことによる。これはその後フランソワ・ボワシエ・ド・ラ・クロワ・ド・ソヴァージュ（F. Boissier de la Croix de Sauvages, 1706–1767）による『疾病分類（Nosologia Methodica《ノソロギアメトディカ》）』（1768）のなかに受け継がれる。[*4] かかる疾病分類学《ノソロギー》が示唆するのは、病気においては、自立的で自然的な実在（病気の種類 species morborum）[*5] が重要であり、それらは自然のなかに見出されるということだ。しかしながら、もろもろの病気を病気として認識し分類することは、複雑な認識論的プロセスのなかでのみ記述されうる。そのプロセスのなかで、思考と対象との間に一つの結びつき（Korrelation）が打ち立てられる。そのプロセスはまた、病気についてのわれわれの認識が、自然の諸対象から読み取られるのが不可能であるとともに、自然の諸対象に制約されてもいるということを明らかにする。[11]

思考と対象との間の結びつき（Korrelation）の樹立とは、もろもろの目的に導かれて、概念によって把握し認識し考えて形態化して行くひとつの活動的なプロセスである。ある対象がもつ諸性質は「客体に内在している」が、なおかつ「観察者によって左右され[12]」て、認識過程のなかで共に作用する。或る実在がわれわれの観察と認識の外にあると仮定するならば、われわれはその対象を完全に捉えることは決してなく、ただわれわれのさまざまな認識志向（Erkenntnis-intentionen）に応じて捉えるだけになる。これらの認識志向は言語によって象徴化される。つまり、われわれの認識の志向性（Intentionalität）は、内容、すなわちある概念の内包（Intention）をも同時に規定している。そうした概念は、もろもろの分類体系の内部で普遍的用語として生み出され、そのなかで秩序を作り出す役割をはたす。このことは、病気を分類する前提条件に関して言えば、次のことを意味する。病気が「自然のままで」(natürlicherweise) ある在り方や、ある分類体系において、定義や分類のためのどんな標識 (Kriterien) が適用されうるかを自然の中に探すことは、すでに病気についての或る意味や或る概念を前提にしている。そうした意味ないし概念は或る自然的出来事のなかに今から初めて探されるようなものではない。病気が第一義的に実践的概念であって、「自然」において読み取ることのできるような状態ではないとすれば、病気を分類することもまた、そのように理解された病気概念によってのみ方向づけられる。つまり病気概念は、病者の自己感覚と医師の行為との緊密な連関のなかで、すなわち病気という概念が用いられる文脈のなかでのみ把握されうる。かかる行為の現場が、「病気」という概念が指示しているものを探究する意味論 (Semantik) をはじめて提示する。

こうしたことを背景にして、病気を疾病分類学的に扱うことは、〈主体の側が〉「形成する認識 (gestaltendes Erkennen)」だと捉えることができる。この認識は純然たる発見でも純粋な発明でもなく、その意味論は医師の行為の目的設定によって決定される。[13] というのも、疾病分類学による単一の分類体系は、もろもろの病気を区別可能で同定可能なものにしようとするが、それは、病気を生物医学的に研究して専門的な議論の対象として扱い、それによって、診断を容易にし治療を可能にするような道具立てが生じるようにするためである。それに応じて、疾病分類学のもろもろの体系に統一性はなく、さまざまな標識から出発している。それらの標識とは、とりわけ原因（感染症、遺伝病、職業病など）やメカニズム（免疫性疾患、心身症など）、該当する局所的部位や解剖学的構造（腎臓疾患、代謝疾患、精神疾患など）、感染様態（性病など）、集団特性（小児病、老人病など）、あるいは地理的分布（熱帯病など）などである。[14]

病気概念を考察する視点において、〔客観的な〕自然観察と〔主観的な〕評価〔との関わり〕が明らかに問いの外に置かれている。しかしむしろ、自然との関わりと価値判断とが互いにどのような関係にあるのかということが明らかにされるべきだ。とはいえ、病気を、自然のなかで客観的に読み取られうる現象として理解するある種の自然主義の立場に立つことを決断する必要もなければ、あるいは逆に、病気概念を恣意的な価値モデルや単なる慣習的取り決めに従って位置づけるある種の相対主義に賛同する必要もない。[15]

四　病める主体

「主観的な」体調（*Befinden*）と、「客観的に」集計可能な検査結果に基づく所見（*Befund*）とを区別することは、病気概念にとって本質的なことであると同時に、致命的なことでもある。というのも、病気に対する客観的なアプローチだけでは十全でないとともに、主観的なアプローチだけでも十全ではないからだ。同時に、そうした区別は、両者の根底にどのような存在論的想定があるにせよ、互いに独立した二つの実在があるように見せかける。ヤスパースは正当にも次のように書き留めている。「病気という言葉のなかには、価値概念と存在概念とがいつも互いに絡み合っている。このことが、ほとんど避けがたく思われる次のような錯覚へと導く。〝病んでいる（krank）〟という言葉によってまず、何かがマイナスの価値（Unwert）を表しているということが意味されている。するとすぐに、病気（Krankheit）は一つの〔客観的な〕あり様（ein Sein）だという意識が浮かび上がり、病気だというその判断は、診断に基づく経験的な判断だと受けとられる。とくに医学の素人には、ひとは病気か病気でないかのいずれかだという大雑把なイメージがある。……かくして単に主観的な評価に立脚して、〝病んでいる（krank）〟という判断をもつと、判断者は少しあとで本物の病気についての認識を手にしていると思い込む[16]」。しかしこれはまさに主体の側が行っていること（der Vollzug）であり、感覚的に知覚可能な己の自然に対する主体の関係なのだ。主体の側のこの遂行（der Vollzug）が、病気概念をわれわれに初めて解明してくれる。しかしこれにはもっと説明が必要だ。

（1）病気と自己解釈

病気の本質について問うとき、英語で disease と表現される「客観的な所見」と、illness と表現される「主観的な体調」とがまさしく「病気」というものを構成する（*konstitutiv*）関係を解明する必要に迫られる。すなわち記述（*Deskription*）と評価（*Evaluation*）との関係である。病気概念のなかで、disease にあたる記述的要素と、illness にあたる評価的―規範的（evaluativ-präskriptiv）要素とが区別可能であることは疑いない。しかし評価を経て初めて、〔disease と illness とが〕一体となったものが特定でき、この一体となったものがのちに理論的に記述されるようになる。[17]

有機体に生じる機能不全は、けっして簡単に身体から読み取ることができるようなものではない。その障害が人間という有機体に作用し、本人もそのような障害として感知する場合にのみ、機能不全として認識されうる。それゆえ本人の評価が、ある状態を病気と規定するための本質的な要素となる。この評価は、とりわけ或る状態が「正常（normal）」と捉えられ、そしてこの意味で「自然（natürlich）」と捉えられるか、それとも正常な働きが明らかに妨げられている状態として受け取られるかによる。[18] この障害に気づくためには、人間は自らの〔身体的〕自然を具体化する関係（ein gestaltendes Verhältnis）〔心身を使って行動すること〕へと入って行かなければならない。このことを人間は、自らの生命の自然的な諸前提〔心身の能力〕——それらは自然に与えられた「目的設定」や生理学的に役に立つことのなかに表れる——を、自らの生活態度や生き方（Lebensführung）との関連のなかに置くことによって行う。というのも人間は、自らの完成された形を、自分にあらかじめ与えられた自然〔能力〕からおおよそ見て取ることができるだけであるからだ。自然そのものは、これから形成されるべきひとつの母型（Matrix）であり、ひとつのありうる可能性（ein Seinkönnen）である。人間が自分から行動して創り出すもののなかに初めて、人間がその本性上誰であるか、または誰でありうるかが示される。それによって、自然が前もって与えた素質（Vorgabe）は意のままにはならないが、自ら形成するなかで開かれている要求の枠組みという意味での課題（Aufgabe）として捉えられる。[20] このことは、生物学的な機能不全を、解釈されるべきもの（Interpretandum）とし、単に読み取り可能で単純に設定するだけではないものとする。

この観察が正しいとすれば、この観察は、完全に意のままにもならず前もって直接与えられてもいない自然というものに即していることを明らかにしている。つまりかかる観察は、「現にある」価値（„Ist“-Wert）が「あるべき」価値（„Soll“-Wert）から逸れていることのなかに成り立つのではなく、「自然なもの」あるいは「正常なもの（das Normale）」についての個人の価値評価のなかに成り立つ。すると病気自体は、病原体による身体ないし身体部分の発病としては捉えられない。ある臓器がもはやその機能を果たさないという事実も、そのまま病気と特徴づけられるのではなく、むしろ、ある状態を病気概念のなかに含めているのは当人自身の感じ方（Selbstempfinden）であって、そうした感じを抱かれている身体ないし身体部位が問題となっている。この意味で、「病気の臓器（ein krankes Organ）」という言葉は、単に隠喩的な仕方でのみ言いうる。つまり、〔その臓器だけを見れば〕その臓器はもはやその機能を果たせない、あるいは機能を果たす能力が限定されているにすぎない。しかし、その臓器の持ち主である病気の人間に着目するよう指示されることによって初めて、その臓器が病人と類比的に「病気だ」と特徴づけられうる。(21)

それゆえ重要な核心は、病気概念の主観的—評価的な面を取り上げて、その面に含まれている規範的意味を理解することである。そしてこのようにして成立する病気概念を、自然科学的に記述できる所見の上位に置いて、二次的に客観化することである。評価的な要素は、病気というものが主観的性質をもつことのうちにある。その主観的性質は或る標準（Normativität）を参照するよう指示している。その標準によれば、〈病気と言われるとき〉、当人が望まない状態、あってはならない状態、援助を求めたり社会的支援を期待したりする出発点となる状態が問題になっている。(22) 病気にかかった者が自己解釈の過程で行う解釈こそが、病気を病気たらしめる。この状態に対峙してはじめて、病気を、自然科学的—医学的言語でもって最終的に病的状態（pathologischer Zustand (desease)）として把握できるような状態として経験することが可能となる。とはいえ、病気という概念が自然科学的—医学的な意味において規定されるよりももっと前に、人間は病気を自己ないし他者において体験している。(23) 病気の経験が、病気になった主体の経験であるとすれば、病気を初めて病気たらしめるのは病者自身の判断である。ゲープザッテル（V. E. von Gebsattel）は言う。病者が自らの疾患・苦悩（Leiden）に「向きあう」なかで、「自らの疾患・苦悩を判断し解釈し、受け容れあるいは拒絶し、苦痛をこうむったり、あるいは苦痛を否認しながら、自らの疾患・苦悩から距離をとる。こうするなかで初めて、病気にそなわった本来的に人間らしい要素が浮き上がってくる。……病気は、ただそこにあるだけのもの（ein Nur-Vorhandenes）から、彼の実存に関わる出来事（eine Angelegenheit seiner Existenz）となる。病気へと委ねられた状態から、病気が彼を持つのではなく、彼が持つ何ものかとなり、彼が付き合い彼が態度を明確にしなければならないものとなる[24]」。態度をこのように明確にすることが、その人〔病者〕を自らの身体および肉体との関係のうちに置く。

（2）病気と身体経験

人間を自我と有機体との統一（*Einheit*）として理解するならば、このことは、一面で、自我を肉体としての身体と同一のものとしながら、同時にしかし、この自我を自らの有機体、すなわち肉体としての身体に対して「脱中心的に（exzentrisch）」対向させるような統一体（eine

Einheit）である。身体であること（Körpersein）と身体をもつこと（Körperhaben）の調整を、人間は自らの行為そのもののなかで遂行しなければならない。人間の「脱中心的な定位（exzentrische Positionalität）[*6]（H・プレスナー）という二重の相は、診断や治療という枠内で自らの有機体を対象化することを人間に許すと同時に、その代償に、人格との一体性を根拠に有機体としての統合性（Integrität）を特別な仕方で尊重することを人間に要求する。[25]

人間は身体化（Verkörperung）というあり方においてのみ、己の身体（sein Körper）である。すなわち、言語や宗教、笑い泣く等々といった形での人格として、己の身体である。[26] 身体的なるもの（das Leibliche）は出来上がったものではない。それは、自らを現実化（verwirklichen）[27]、すなわち身体化する（verkörpern）ことによって、たえず新たに発生する。「人間が自らの身体に対して持つ関係、および言語的・文化的・社会的行為のなかでの人間の身体化を理解できる場合にのみ、言い換えれば人間を人格として、すなわち〈自己（Selbst）と身体とが不可分の統一をなすと同時に、両者に対して一つの関係のなかに立つ私（Ich）〉として解釈する場合にのみ、なにゆえに人間の基本の諸活動（Grundvollzüge）についての人間の知が、明示的にせよ黙示的にせよ、いつもその反対の可能性についての知を伴っているかが理解できるようになる」[28]。人間は自分自身について、そして自分のまわりの環境（Umfeld）について知っている。人間のまわりをとり囲む媒体を人間は「世界」と捉える。世界は、無という空虚を背景にして、現実的なものとして立ち現れている。この現実認識にはそれゆえ、この現実が虚しいという可能性についての認識が少なくとも暗黙的に含まれている。[29]こうした状況のなかで、人間は自らを、主権をもった力強い者として知ると同時に、囚われた無力な者としても知る。人間は自らの一回性とかけがえのなさについて知るが、同時にしかし自分を取り替え可能なものとも意識している。人間は文化的秩序を知り、同時にそれが壊れやすいことをも知る。人間の道徳的要請には、自分の失敗による挫折の可能性が含まれている。ほかのすべての生きものとは違って、人間は、時間のなかで、時間についての知のなかに現存している。それゆえハイデガーとともに、時間性を、存在者が実存する基本形式と見なすことができる。したがって配慮（*Sorge*）と不安（*Angst*）を、人間の基本的心境と見なすことができる。[30]人間的実存の構造すなわち人間のありうる様態（Sein-können）には、身体化だけでなく「脱身体化（Entkörperung）」[31]というその反対もある。人間にとって生命が、人間のあらゆる次元において——身体において、他者とのコミュニケーションや、文化的な企てや、獲得された人格的同一性と機能的な社会的役割ゲームにおいて——特有な仕方で身体化であるとすれば、死はこの身体化の解体である。死は、個体化、他者からの分離、意味の崩壊、主体の無力化へと向かう反対の動き、要するに脱身体化なのだ。

　死における最終的な脱身体化の遂行は、病気の経験に導かれ先取りされる。かくして人間は、己のはかない在り様（kontingente Existezweise）を経験することで身体を持ったものとなる。病気は、健常者がしばしば当たり前に働くと前提している身体の崩壊として捉えられる。このように病気は、世界内存在としての、身体・自我・世界の障害として理解されるのであって、けっして生物学的な身体システムの物理的な機能不全として理解されるものではない[32]。病気によって身体は一気に自己（Selbst）に対立する[33]。病気と同一化して行く過程は、病気を、自分とは区別されたもので自分を外から脅《おびや》かす何かとして見なすとともに、自分自身の一部、私と同一のものと見なすことを容認する。この二重性は、ほかの日常的経験にはほとんど見られないほど、すでに述べた（プレスナーの）二重の相（Doppelaspektivität）、ないしは人間によって経験される身体関係がもつ両義性（Ambiguität）（メルロ・ポンティ）を明らかにする。かくして病気は、おそらく他のあらゆる気分や状態にもまして、己の身体・肉体との同一性と非同一性をその者〔病者〕に同時に感じさせる。もし私が病気であれば、私の肉体は私に疎遠なものになる。私の肉体は私を病気にさせるものである。同時に私は、病気であり病気の肉体から距離をとれないものである。病気の人は、己の肉体にあるいは己の肉体のなかに何が生じているかを正しく理解することもできなければ、なにが生じるかを制御することもできない。自らの生命がその肉体にかかっているにも拘わらずである。自らの肉体とのつながりはしばしば他人、例えば医師を介して、ふたたび回復しなければならない。病者（der Kranke）は往々にして、自分ではどうすることもできないために、自分の肉体を医師の治療に「委ねる（übergeben）」[34]。己の肉体を制御できなくなった代償に、病者は責任の一部を放棄する。身体の客体化は、身体化における一つの喪失、したがってまた世界の喪失でもある。それゆえ、患者たち（Patienten）を支え、自己と肉体が引き裂かれた状態から患者たちの自律を取り戻すことも、医療行為と治癒過程のなかに含まれる[35]。こうした人間学的想定は、「実践的」に理解された病気概念にとって重要である。医療行為においては、医学的に検知できる特定の現象に対象を限定することが方法論的に重要であるとしても、個人によって知覚される、自己と肉体との関係というこの領域は、存在論的に切り離されそれだけで成り立つものとみなすことはできない。このことをかかる人間学的想定は明らかにしている。

(3) 病気と生活世界

病者は、己の病気に対処する以外のことは何もできない。前もって与えられ課せられた現状との緊張関係のなかで、病気を解釈し評価しなければならない。こうした実存状況から、病気というこの状態を自らの生活・人生投企(Lebensentwurf)のなかに位置づけるという課題が生じる。こうした解釈は自己解釈の全体的な過程に包み込まれている。それは病気の重さに応じて多少の差はあるものの、生活世界への意味付与と個人的な自己評価に大いに影響を及ぼす。こうした評価には、体調や治療内容、社会的状況や生活史、病歴等々といった変数が入り込んでくる。かくして病気の経験は、人間存在の根本条件を思い起こさせ、人間が限界を有し偶然にさらされていることを経験させる。病気が病者を鼓舞するように働きかけ、病気のなかで人格が成熟し成長することもある。しかしまた病気は破壊的でもあり、結果として本人自身がつぶれてしまうこともある。ところが、病気に対する態度決定によって、人間は自らを病苦から引き離すことができる。人間は自ら自分に関わるように、病に陥る際にも同じことをする。病者は病気に立ち向かう際に、病気を悲観的に捉えたり安易に捉えたりする。病気に身をゆだねたり、あるいは苛立ちながら病気に歯向かったり、冷静に病気に立ち向かったりする。「いつでも媒介された存在である人間」

の自己関係が、「病気においても付いてまわり、病気の純粋な直接性を取り去り、病気を通して病者自身へと帰ってくる。それによって病気は、ある与えられたものから、病者自身の問題となり、病者が持ち病者が取り組む対象になる」[36]。人間は自らを病気と感じ、自分の病気について知り、病気に対して態度決定をする[37]。

このように病気概念は主観ぬきには捉えられない。このことは、人間の条件（*conditio humana*）に根拠を有する。これは、病気の意味への問いによってはじめて具体的になるのではなく、ある状態を病気と同定することのなかにすでに具体化されている。病気の解釈はわれわれの自己理解とアイデンティティとに明らかに密接な結びつきをもち、アイデンティティはわれわれの自然および社会領域との交わりのなかで発展してきた。われわれは、われわれの肉体を神経生理学的な有機体として知覚するのではなく、われわれ自身を、肉体と同一であると同時に非同一であると感じる。われわれが自分自身について持つ知は、各人の病気体験によって拡張される。病気であるという自己解釈には、われわれのさまざまな経験も一緒に入り込む。例えば、われわれが自分自身でした経験（「私がすでに去年かかった流感」）や、他者についての経験（「私の父はいつも胃痛に苛まれていた」）、現代メディア社会がわれわれに提供するさまざまな経験（「わたしは、きのうテレビのニュース解説が報じていた病気に罹っている」）などである。[38] とはいえ個人的な罹患のプロセスは、依然としておのおのの個人自身の部分であり続ける。

このように病気を生活世界の文脈のなかに埋め込むことは、病気と自己と社会環境とのあいだを絶えず振り返ることで生じる。H－G・ガダマーは、病気についての洞察（Krankheits-einsicht）を「医師の認識と患者の自覚（Selbsteinsicht）との合致」と考えるとすれば、それは「上手く書き換えられた事実」だと見なす。しかし、と彼はさらに続ける。生命現象としては、病気についての洞察は明らかに、単純に或る真実の事態の認識という意味での洞察ではない。むしろ、多くの活発な抵抗に抗して押し通されなければならないような得がたい洞察なのだ。「人間がさまざまな病気に罹るなかで、病気についての洞察を覆い隠すことがどのような役割を果たしているかはよく知られている。とくに、人間という生ける存在において、それがどんな基本的機能をもっているかはよく知られている。病者は、己に何かが欠けていると感じるなかで、自らの病気を経験する」[39]。病気は病者自身によってしばしば、看過できない障害や均衡の喪失として感じられる。それでもこれを認めようとはしない。なぜなら、病気は健康の喪失として、したがって「妨げられない自由」の喪失として、いつもある種の「〈生〉からの排斥」を意味するからだ。「それゆえ病気の洞察は、全人格に関わるひとつの人生問題を意味する」[40]。ここで必然的になされる自省は、己自身を自由に振り返ることではない。それは、苦悩のプレッシャーのなかで、生きようとする意志が圧迫されながらも職業や威信や自由時間といった日常的習慣への執着のなかで生じる。[41]病気はいつも生活リズムの中断を意味するが、[42]おそらく人は意識下で生活リズムを得たいと思っている。なぜなら、ひとは、たとえば過労やストレスによって生活リズムの維持に苦しんでいるからだ。かくして病気をきっかけに、そうした状況を免れる機会が与えられる。それゆえ病気と健康は、生き方（享受する能力や遂行する能力、環境との関わり、生の葛藤、社会的慣習など）と直接連関している。さらに病気は、人生を正しく歩んでいるか間違って歩んでいるかを示唆する一つの徴候（ein Symptom）でさえあり、あるいはそのいずれかを決するもの（ein Regulativ）でさえありうる。[43]

ここからはまた、健康の中心的意味も推論することができる。健康であるとは、自分自身への振り返りを促すようなもろもろの制限や問題から解放されてあることをいう。それゆえガダマーは「健康が隠されている」[44]と言い、レーダー（R. Leder）は「沈黙するバックグラウンド」[45]としての健康について語る。健康についてのこうした経験の不在は、潜在的には、いつもわれわれの日常の中に現存している。肉体が健康なとき、私は自分の肉体について深く考える必要がないし、自分の肉体に気づきもしない。病気を体験して初めて、われわれは、自分がその一部でもあるこの世界の不確かさを見せつけられる。[46] われわれが普通、目標を志向しながら未来へと自らを投企する場合、[47] 現下の病気によって未来へ向かう自分の道が遮断されているのを見る。病気は〈いま、ここ〉にわれわれを釘づけにする。時間と空間におけるこうした崩壊（Desintegration）には、他者に対するわれわれの関係も影響している。われわれは健常者として、われわれを取り巻く他の人々のさまざまな活動や経験のなかに統合されている。しかし、痛みを経験することですでに、他者に対する隔たりが生じる。というのも、痛みというこの特別な経験を他人はさしあたって追体験することができないからだ。痛みを感じる本人は、これを伝える言葉を欠いている。というのも、共に苦しむ能力（das Mit-Leiden-Können）は限られているからだ。われわれには社会化（Sozialisation）への力が欠けている。われわれは〔病気の〕自分を隠したいという欲求をもつ。その欲求を、「こんな状態の自分を君に見られたくない」と表現する。健常者は、病者たちの世界を避けがちである。病者たちとの出会いが、己のはかなさ〔偶然性〕、傷つきやすさ、可死性を思い起こさせるからだ。病気は、われわれが生活世界の現実に縛りつけられている真っ只中で、われわれが「死へ先駆けていること」[48]を思い起こさせ、自らが死すべきものであることを意識させ（ハイデガー）、かくして己の有限性を忘却することを妨げる。病気はこの意味で、人間の世界にとって重要な構成要素だ[49]。これに対して、苦を共にしうる共感（Sym-Pathie）のなかで、傾聴し触れ世話したいと望むこと（Umsorgen-Wollen）のうちに姿を現すものは、苦痛を和らげ病者の寄る辺なさに立ち向かおうとするひとつの偉大な奉仕（care）[50]でありうるだろう。

　こうしたことを背景に、特に重篤な病気は次のような問いを投げかける。「どうしてこんなことに？」「なぜ今？」「よりによってなぜ私が？」。わたしたちが想定していた世界が一挙に、突然に崩れ落ちることもありうる。「すべて無意味だ。私は何か間違ったことをした。わたしの今の状態はその罰なのだ」。歴史的にも、さまざまな文化において、もろもろの病気は神や神々によるさまざまな罰として捉えられてきた[51]。しかし現代社会においても、病気は個々人にとって良心の究明[*7]のきっかけとなったり、〔生きる人生の〕意味を探し発見するための出発点になりうる。「病気は単なる生物学的な事柄ではない。実存的な変容でもある。ひとは、自身の肉体への信用や未来への信頼、当たり前と思っていたさまざまな能力や職位や社会的役割をはぎ取られ、宇宙《コスモス》における己の場さえも奪われる[52]」。全人生が病気の経験によって変容し、生きる目標の順位づけ、

（*Rangordnung*）が変わるかもしれない。これはもちろん基本的にいつでもそうだというわけではない。そうした変容が起きるかどうかは、病気の性質や病者個人の心の持ちよう、さらには病者を取り巻く社会的環境による[53]。とりわけ持続的な障害にまで至る慢性病は、たまたま経験することと比べて、もう一度べつな形で評価しなければならない。というのも、慢性病は、急性の一過的状態なのではなく、長い期間にわたって耐えなければならないからだ。こうした状態は、一時的現象にすぎない状態よりも、個々人にいっそう多くの労力を要求する[54]。それだけに、その人間に対してその者の自然〔身体状態〕によって課せられている課題を、明らかにその分だけ多くしている。

　重大な病気が進行していること（たとえば癌に発展する腫瘍）が、主観的な自覚症状が生じる前に、病理学的な検査結果によって告知されることがあるけれども、そのような経験[55]も、主観に基づく診療的な病気概念に矛盾するわけではない。腫瘍を生じさせるような無規律な細胞増殖は、自覚症状が生じる場合、すなわち本人が病気になる場合になって初めて、病気と関連づけられる。自然の規則に反してふるまう細胞ないし細胞組織が、病気と特徴づけられるあの諸状態へ必ず導くというわけではない。ところが、病気とそれについての診断を純粋に自然科学的な観察方法で理解する精緻化された診断技術が、まだ潜在的でしかないが病気が根づいていることを暴露して、治療へ導く。[56] 統計上の正常状態から細胞学的ないし組織学的な逸脱があれば、すべて病気の徴候と捉えられるからだ。腫瘍そのものを病気と関連づけることは、生物学的な直線的な連関を再構成するという形で、回顧的な仕方で（aus der *Retrospektive*）のみ可能である。もっとも、ほかの人間によって以前なされたこうした回顧に出会うことが、いま腫瘍が発見された人のその腫瘍を予見的（prospektiv）に病気の発生と結びつけ、発症を予防的（präventiv）に取り除くことを初めて可能にする。予防医学は、医療においてあとから回顧的に分かったことと、現在の該当者とをこのように結びつけ、これに基づいて該当者について予見ができるようになることからのみ理解すべきである。さらに例を挙げれば、このことは高血圧の人の治療にもしばしばよく当てはまる。高血圧の人は、それだけではまだ病気ではないが、[57] 経験上、結局は病気になりかねないような、その人にとって有害な続発症状を予期しなければならない。とはいえ高血圧の治療自体は、一連の症例では、ひとつの予防的処置だ。もっとも、こうした予測が特に強い程度で認められているのは、遺伝によって引き起こされる病気に対してである。そもそも病んでいる遺伝子（kranke Gene）というようなものはないし、病気を引き起こす原因にさせられる遺伝子的構成の保因者であっても、それを保因することに基づいてすでに病気であるような保因者もいない[58]。ところがこれに反して、病気概念の自然主義的ないし遺伝子主義的な解釈は、すでにあの肉体的ないし遺伝的なもろもろの原因を、それが表現型レベルで発現しているか、あるいは当該者に自覚症状はあるかといったこととは無関係に、「病気」というレッテルを貼るところまで行く。もしこうした前提に立てば、どの人間もいつでも何らかの形で病気ということになろう[59]。これでは病気概念がその意味を失ってしまうのではないだろうか。

（4） 病気と社会

健康を保ち、病気を避けたり病気から再び回復しようとする人間の根本的努力は、ある社会文化的文脈のなかに埋め込まれている。病気についての理解は社会的構築物ではないが、社会から影響を受ける[60]。医師と患者のそれぞれの病気観は、社会文化的文脈から切り離すことはできない[61]。それらは社会における医師と患者のそれぞれの役割を特徴づけ、彼ら相互の関係に影響を与える。社会科学的分析のなかで、社会疫学的（soziоepidemisch）分析と社会的役割分析ならびに社会文化的考察が区別されうる。社会疫学的分析においては、年齢、性別、人種、生活水準、学歴、教育、衛生、公衆保健制度、あるいは帰属する社会階層の違いといった要素が、病気の発生と拡大にどの程度影響するかということが示される。社会的役割分析は医師―患者関係というレベルの分析である。社会文化的考察は、もろもろの病気が、患者と医師にとってどのような評価的意味をもち、それらの意味が或る社会の権力関係および権威関係の性質へと、どのように反映しているかを考える。

健康というものが、WHOの見解[62]が示すような、人間の全般的で完全な良好な状態（Wohlgehen）と同一でないにしても、「病気」と「健康」は、人間の条件にとってきわめて中心的な局面である。[63]社会的役割を遂行するために通常そなわっている能力は、病気によって多かれ少なかれ阻害され、ときに破壊されることもある。[64]多くの病気は、当該者が重要な人間的目的を実現するのを妨げる要因となるため、通常の能力の障害は知られている限りのほとんどすべての文化や文脈のなかで、病気とみなされている。さまざまな病気についての初めの否定的評価も、状況によっては、他のもろもろの善さの実現によって埋め合わせられることがある。かくして、ある状況を病者として受け入れることは、ある新しい役割理解を生み、目的設定と獲得すべき善さについての新しい評価を生む。[65]この中心には、ある役割を担う人が抱くさまざまな期待があり、社会がその担い手に向けるもろもろの期待がある。

医師と患者という対《つい》を、相互的なもろもろの権利や義務や責務が一体となった役割関係として特徴づけた最初のひとりが、タルコット・パーソンズ（T. Parsons）である。患者にはその病状に責任はない。患者は無力であり、技術的な専門的能力もない。医師という現実の職位は、患者に本当に欠けているものは何であり、どうしたら最善の治療ができるかを知る必要性に迫られる。医師の役割の中心的要素は、治療者の行為がそれの自己利益に反して制度化されており、専門職として患者の良好な状態（Wohlgehen）を目指しているということである。これに対応する形で、病者の役割（sick role）を考察することができる[66]。

病者の役割のなかで唯一能動的なものは、助力を懇請することである。病者の役割は本質的に次の四つの局面から成っている。（i）病者は自らの病状を正当化しなくてはならないことから解放されている（deliberate motivation）。（ii）病者は、病状からして果たしえない日常的な社会的義務を果たすことを免除される（abstentions from performance expectations）。（iii）しかしまた病者は、再び健康になりたいと望むよう義務づけられており（commitment to recover）、（iv）したがって専門的な援助を探し求め、治療行為をする者と協働することを義務づけられている（commitment to cooperate）[67]。こうしたことを背景にして、病者を助力が必要な人（*Hilfs-bedürftiger*）として理解し、かれを治療行為者に結びつけるならば、病者の役割は、病気でない者たちへもっぱら依存することのうちにのみ見出されうる[68]。すなわち、社会の健康な成員の側で、ひとつの義務づけが成立するのだ[69]。

パーソンズの社会学的評価を批判する者たちは、次のように彼を非難する。もろもろの役割による特徴づけでまずもって示されるのは、経験的な出来事ではなく、規範的モデルである。彼の理論に登場する医師たちは、患者たちと価値評価を共有しもっぱら患者たちの最善の利益を目指して行為するような世界に生きている[70]。パーソンズはギリシャ的なポリスの理想に近づきすぎていて、分業化されたサブ・システムに分節化してさまざまな価値観や目標イメージをもった現代の多元的社会に目を向けていない、と。多くの社会学者は、パーソンズの基本的洞察には同意するが、病気の経験がもろもろの価値や（信仰上の）確信によってどのようにして刻印されるかについては、さまざまに異なる見解を表明している。そうした価値や確信は、さまざまな文化グループの内部で、暗黙のうちに、究明されることもなく、非常に多様なかたちで現れ、存在しうる。それゆえ葛藤理論は、パーソンズの説に反して、次のことを強調する。ひとつの社会は、さまざまな——もしかすると共約不可能な——価値をもつ競合するもろもろのグループ化（*konkurrierende* Gruppierungen）から成っており、価値評価を互いに共有する協働的なグループ（*kooperierende* Gruppen）から成っているのではない、[71]と。これらの社会学者たちにとって、医師の役割は、患者の利益を請け負った者として、〔患者の〕意のままになる。パーソンズによれば、そうではなく、医師はむしろ、中立的・学問的な言語で自己利益や自身が属する社会階層の利益をおおい隠す巧妙な「道徳的な起業家（moral entrepreneur）」である。

葛藤理論のいくつかの考えは、社会は病気の諸個人にさまざまなラベルを貼る（labeling）、ということから出発する。それらのラベルを支配的階級は、自己の利益を守り、特権をもたない階級を抑圧するために用いる。[72]つまり、誰かが患者の役割へと追いやられると、烙印《スティグマ》を押され、差別される。それによって、生きるチャンスが奪われる。[73]特に議論が集中したのは、精神疾患に関する病者へのラベリングである。精神科医トーマス・サース（Szasz）は、「精神病（Geisteskrankheiten）」の定義に対する社会的影響は非常に強く、「精神病」という概念はとても正当化できないと考えた。ある社会が異常と見なすもろもろの逸脱行動に対しては、さしあたり問題になるのが生活態度や生き方であって、当該人格の内的障害の兆候がないにもかかわらず、「精神病」というラベルが貼られる。サースによれば、この概念は、その行動様式によって社会秩序を脅かすと思われる人々を監視または矯正することを正当化するために編み出された社会的発明であり、ひとつの神話なのだ(74)。大部分の精神科医がサースの立場を共有しないとしても、「〃妨げられた体験と行動〃といった概念は、それらがもろもろの社会的な価値や制度と緊密に結びついているため、理解しがたいということ」については、サースに同意する(75)。しかしながらサースの反精神医学的思考を徹底する人の目からは、統合失調症の人を一生監獄に閉じ込めることは倫理的に正しくとも、患者をその意に反してまで治療し、高い確率をもって恢復または症状の緩和へもたらすことは倫理的に許されないだろう(76)。

　あるラベルを貼られ病気という烙印を捺されると、病者は社会からはじき出されたように感じるかもしれない。こうした社会的圧力は、本人のアイデンティティの感じ方に変化をもたらしうる。というのも、アイデンティティの発達は本質的に社会化を経るからだ。社会に統合された一人の成員が「のけもの」となる(77)。この形のスティグマ化がもたらす効果は、ある病状を社会がどう判断評価しているかによる。病気と健康の区別について個人が抱くイメージと社会全体のそれとは、かなりの葛藤に陥ることもたしかにあろう(78)。病気を本質的に一つの社会的な解釈として了解すれば、個人の福利は社会の福利に譲る。そのようにして成立する社会的圧力は、病者および障害者への差別のなかに現れ、長期的には優生学という形となってきた。

自らの諸能力を発揮する行為者たちから社会が構成されていることで、社会が機能できるとすれば、病人は、不足ないしは欠如している病人の能力を社会が補ってくれることに頼らざるを得ない[79]。病人の役割は、この役割を受け容れてくれる社会、そこから健常者の側にケア（Fürsorge）の義務が生じるような社会に結びついている[80]。患者の利益を託された者という医師の役割は、患者の保証人としての医師の地位をなすと同時に、弱者に対する社会によるケア〔社会保障〕という課題を真剣に引き受ける社会を前提としている。これは、人間の条件からして誰もが潜在的に病人になる可能性があるからというだけではない。社会は人間的な社会として、病状についての本人自身の解釈が受けとめられるような社会的諸条件を整えることを、みずから自身に義務づけている。相互性という人間学的次元と、それと結びついて、社会的動物にふさわしいケア（Für-sorge 社会保障）は、社会が担う医療倫理的責任のなかに具体化される。

五　病気概念の倫理的機能について

病気とは、病者が、自らの良好な状態（Wohlbefinden）を妨げていると感じるような肉体的かつ心理的な状態、あるいはそのいずれかの状態である。しかもその妨げが、病者を医師に助力と治癒を願い出たいと思わせるものである、と要約することができる。ある状態を病気と規定することのなかには、有機体の機能に関わり、経験的にデータを集め記述的に確認可能な多くの変数が入り込んでくる。それらは、病気だという主観的な感覚を客観化する。けれども病気そのものを「生物学的な機能不全」という意味での自然科学的な所見と誤認してはならない。むしろ病気とは、医師の行為に対して規範的に働くような、解釈を要する状態なのだ。この解釈可能性が病気概念に独特の曖昧さを与えるが、しかしまた実際的な有効性をも与える。L・レズネクが次のように定義をするとき、彼もまた病気のこの実践的理解に近づいている。「AさんがCという病理的状態にあると言えるのは、Cが、医学的介入を要するような肉体的ないしは精神的に異常な状態であり、その状態が標準的な諸条件のもとで、Aさんのような種類の平均的な成員を害する場合であり、しかもその場合のみである」[81]。この病気概念もやはり機能主義的であり、平均基準に厳密に即して定式化されている。しかしこれは、ボースの定義とは違って、社会文化的環境要因ならびに医師―患者関係、それに両者の相互作用といった諸要素をも含意している。したがって病気は、患者が助力を必要とする程度に応じた規範的な大きさとして理解され、その度合いが、もろもろの特殊な形式の救助努力を始動させ、正当化する[82]。

病気を機械的―自然主義的に一面的に解釈することは、医師を機械修理工[83]にしてしまうことになろう。それに対し、ＷＨＯの広義の健康観に依拠して感情移入的な〔健康の主観面と客観面を混合した〕病気理解に立てば、医師は医療を超えて社会的諸問題の解決にまで引き込まれるか[84]、あるいは、どんな職業も医療職（Heilberuf）ということになろう。医師の行為を、臨床的な助力が必要だと主観的に思っている患者たちを基準にした行為として理解し、医学を、医師と患者との対関係に拘束された実用的な科学として理解するならば[85]、病気概念は、医師の行為を特定し正当化し限定する規範的な重みをもつことになる。

こうした実践的な病気概念を背景に、人間を自我と有機体との統一として理解する人間学的前提が明らかになる。この統一は、自我を身体としての肉体と同一なものとするが、しかし同時にまた、この自我を自身の有機体に対向して出現させ（プレスナー）、そうすることで、肉体を診断と治療の対象にすることを許す。その際、人間の条件（conditio humana）に属する或る関係が明らかとなる。その関係とは、与えられてあること（Vorgegebenheit）と課題を課せられていること（Aufgegebenheit）との交差である。[86] われわれ人間の有機体〔肉体〕のどんな状態も、一方では、われわれに前もって与えられている。同時にしかし、それはわれわれの解釈の結果であるとともに、解釈しなければならない課題（Aufgabe）でもある。われわれは或る与えられた状態を解釈し、その状態を実践的課題として受け容れる。その仕方を通してはじめて、その状態が健康状態として、あるいは病気の状態として経験される。病気という概念のなかに自然科学的、心理的、社会文化的なさまざまな構成要素が束になって入り込んでくるということ。病気概念が医師―患者関係のなかで実践的な意味をもって付与される概念であるということ。これらのことは、人間が有機的生命体としての自分自身に対してもつ関係にまさしく対応している。自然そのものからは、いかなる基準も規範も生じない。人間が、自分に前もって与えられた、心身を構成する自然を解釈し、実践的課題として受け容れる仕方を通してはじめて、自然はこうした自己解釈のなかで健康な状態あるいは病気の状態として経験される。解釈を要する自然的に与えられた状態、社会的文脈のなかで病める主体が抱く自己感情、ここから、診断や治癒、緩和と予防という形での医師の課題と任務が生じる。この課題は、個人的なエンハンスメント（増強的介入）[87]や集団的な優生学という形で人間の自然本性を改良（verbessern）しようとする行為からは区別される。[88]

医療は、病気の人間との交わりを通じて、肉体と心に関わってきた。肉体と心は、個々人の人生を成功させる可能性の条件としての自然的前提である。これらの前提は、病気によって妨げられ、そのようなものとして医療行為の対象となったりする。[89]健康はひとつの善いもの（ein Gut）ではあるが、善そのもの（*das Gute*）ではないので、医師は人生設計の成功そのものに関与するわけではない。人生の成功に対しては各人がそれぞれ独自に責任を負っているからだ。個人の人生設計も、完全な社会的な善き状態（wellness）も、医療行為の対象にはなりえない。歪んだ社会像に奉仕して医学が優生学的に濫用されたこと〔ナチス時代の医学〕を思い起こせば、医療の方向性における甚だしい損失は明らかであろう。「役に立たない」成員を取り除くのに医学を用いたり、党派政治の目的に奉仕し政治諸制度の手先になるのに医学を用いるような社会は、社会自身の中心と統合性を急速に失うであろう。[90]

医学の新しい治療可能性と目標設定についての倫理的評価が、医療行為は何のためにという目的論から切り離されれば、倫理的評価はまとまりのある医療倫理ではもはやなく、「人間改造技術（Anthropotechnik）」となった医療について技術的成果を評価するための特殊な形式〔技術アセスメント〕にすぎないものとなろう。これに対して、医療行為の目的論を堅持するならば、病気概念への視点は、医療行為の目的に関して方向性を与える助けとなりうる。肝要なのは、病気であることを人間であることの一つのあり方として次のように捉えることを基準とする病気概念である。つまり、自らの状態を伝える人間〔病者〕のコミュニケーションの諸要素が、病気を構成するものに本質的に含まれていると捉える病気概念である。病気概念が主観的―評価的性格をもっているということは、患者が中心に位置することを強調している。医師は、人間の自然に関する医学的知識をもって、専門家として病気概念を客観化し、コミュニケーションと診療のなかで病める主体と彼らの評価に対して医学的知識を戻してやる。医師はそのような行為者として参画してくる。かくして医師は、自己解釈に腐心する患者のために、狭い意味での治療的サポートだけではなく――技術的狭隘化に抗して――解釈をサポートする場（Instanz）であることが明らかとなる。[91]

付録原注

（1） W. Wieland (1995), 59; K. Jaspers (^{5}1965), 652 参照。

（2） 病気概念の歴史的変遷については、E. Berghoff (1947); P. Diepgen u. a. (1969); F. Hartmann (1966); D. Lanzerath (1998a) 参照。本講座〔原書は通信大学講座のテキストである――訳者〕における H. Schipperges による寄稿も参照。

（3）「したがってすべての概念が定義可能なわけではなく、あなたがたもすべての概念を定義することは許されない。ある概念の定義へと近づくことはある。その一部は説明（expositiones）であり、また一部は描写（de-scriptiones）である」（カント『論理学』A220）

（4） H. T. Engelhardt (1976), 266; 同 (1982a), 75; J. Margolis (1976), 239–250 参照。

（5） P. Sedwick (1975), 35 参照。

（6） S. Guttmacher (1979), 17.

（7） L. Nordenfelt (1993), 277.

（8） C. Broose (1977), 542–562; J. M. Humber/R. F. Almender (!997) 参照。

（9） H. T. Engelhardt (1982b), 74.

（10） デカルトにおける二元論と、デカルトが生活世界において理解していた人格の一体性については、D. Lanzerath (1998a), 83–94 参照。

（11） カントは、純粋な思考と感覚的な経験との相関関係を究明するなかで、合理主義的立場と経験主義的立場を相互に結びつけようとした。認識は、受容する側の直観と、能動的に形態化する側の総合とによって生じる。その総合のために、悟性はアプリオリな秩序形式、すなわち純粋な悟性概念ないしカテゴリー（一、全、差異など）をそなえている。現象世界のさまざまな客体を、認識する主体は、直観の形式と悟性のカテゴリーを用いて秩序づける。それらによって対象はわれわれにとって経験の対象ならびに認識の対象となる。「経験一般が可能となる条件は、同時に経験の対象が可能となる条件である。したがって、アプリオリな総合的判断において客観的な妥当性をもつ」（カント『純粋理性批判』B197）。

（12） J. R. Searle (1997), 19–23 参照。

（13） J. Margolis (1976); L. S. King (1982).

（14） S. L. Robbins et al. (1993), 360–361; L. Nordenfelt’ 1987), 130; WHO (1977)

（15） これについては、L. Reznek (1987), 20–21 参照。

（16） K. Jaspers (^{5}1965), 655.

（17） R. M. Hare (1986), 176–178 参照。

（18） G. Canguillhem (1974) 参照。

（19） L. Schäfer (1993), 223–246 参照。

（20） W. Korff (1985); W. Kluxen (1974); L. Honnefelder (1992).

（21） J. Margolis (1976), 244–245 も参照。

（22） これについては、何度も引用された K. E. Rothschuh による「病気」に関する次の記述を参照のこと。「病気とは、病者にとって、彼が主観的に援助を必要とするきっかけ（Anlass）である。病気とは、医者にとっては、身体的または心理的もしくは心身的な生命事象の秩序が或る特殊な障害をきたしていることである。病気とは、社会にとっては、公衆衛生政策の措置を行うきっかけである。病者とは、医師にとって、医学的援助の対象であり、援助を誘い出すもの（Anlass）である。病者とは、社会にとって、社会福祉的援助の対象であり、それを誘い出すものである」（K. E. Rothschuh (1972), 412）。

（23） M. N. Magin (1981), 28 参照。

（24） V. E. von Gebsattel (1953), 238（強調は原書による）。さらに K. Jaspers (^{5}1965), 654, 659, J. -F. Malherbe (1990), 71–72 も参照。

（25） L. Honnefelder (1994) 参照。

（26） H. Plessner (1983), 195–209 参照。

（27） H. Plügge (1967), 35.

（28） L. Honnefelder (1994), 123.

（29） 前掲書参照。

（30） M. Heidegger (^{16}1986) §39 参照。

（31） H. Plessner (1983), 209 参照。

（32） S. K. Toombs (1992).

（33） E. Pellegrino (1982), 158 参照。

（34） D. Leder (1984), 36 参照。

（35） S. K. Toombs (1992), 85 参照。

（36） S. K. Toombs (1964), 58–59.

（37） K. Jaspers (^{5}1965), 654. H・ファーブレイガは「人格中心の不連続性（person centered discontinyity）」について語っている。Fabrega (1981), 512.

（38） S. K. Toombs (1992), 33–37 参照。

（39） H. -G. Gadamer (1993), 74.
（40） 前掲書 77–78.
（41） 前掲書 78.
（42） H. E. Sigerist (1960), 10 参照。
（43） A. Jores (1967), 281 参照。
（44） H. -G. Gadamer (1993), 133 参照。
（45） D. Leder (1995), 1107 参照。
（46） M. Heidegger (^{16}1986) §47, §51 参照。
（47） 前掲書 §67–71.
（48） 前掲書 §53, 267.
（49） E. May (1956), 134–143 参照。
（50） ここから、医療倫理において、「ケアの倫理（ethics of care）」という考えが展開されうる。N. S. Jecker/W. T. Reich (1995), 336–344 参照。
（51） W. U. Eckart (^{3}1998), 8–14 参照。
（52） D. Leder (1995), 1109; 詳しくは、同 (1990).
（53） V. Kestenbaum (1982), 13–27; H. Brody (1987); A. H. Hawkins (1993) 参照。
（54） 「障害」という概念について、D. Lanzerath (1998b) 参照。
（55） H. Schaefer (1976), 22–24 参照。
（56） この効果は、ある最近のアメリカの研究において立証された。W. C. Black/H. G. Welch (1993), 1242 参照。

(57) 重度で長期にわたる高血圧症において、初めて、目のちらつき、耳鳴りといった、自分で医者へ行こうと思うような主観的に知覚可能な兆候が現れる。
(58) これについて詳しくは、D. Lanzerath (1992)/L. Honnefelder (1998), 65–67 参照。
(59) 前掲書参照。
(60) Vgl. J. Lachmund/G. Stollberg (1992); E. Friedson (1979).
(61) Vgl. K. Jaspers (^{5}1965), 652.
(62) 「健康とは、身体的・精神的・社会的に完全に良好な状態であり、たんに病気あるいは虚弱でないことではない」。一九四六年七月二二日、世界保健機構憲章。この記述はドイツ連邦医師会によって次のようにコメントされている。「この健康概念は現実的ではない。健康とは、主観的な良好感と客観的な負担とが個人的に一体となっているところから生じる、身体的にして心的な、個人的にして社会的な遂行能力である」(Bundesärztekammer (1986), 6)。
(63) T. Parsons (1978), 598 参照。
(64) 同 (1981), 69–70. 参照。
(65) H. T. Engelhardt (1982b), 74–75 参照。
(66) T. Parsons (1978), 594–595.; H. E. Siegerist (1960); D. Mechanic (1981).
(67) T. Parsons (1981), 70 参照。この理論の批判的な拡張については M. Siegler/H. Osmond (1973); E. Freidson (1979); D. Mechanic (1974) 参照。
(68) T. Parsons (1981), 71 参照。
(69) F. C. Redlich (1976), 276–277 参照。

(70) C. L. Bosk (1995), 1093–1094 参照。
(71) E. Freidson (1979), p. 171–275 を参照。
(72) 前掲頁。
(73) E. Goffmann (1967) 参照。
(74) T. S. Szasz (1972) 参照。
(75) R. J. Comer (1995), 6.
(76) A. Finzen (1991), 210 参照。
(77) H. Fabrega (1981), 511–512 参照。
(78) D. Seedhouse (1993), 291–292 参照。
(79) M.C. Rawlinson (1982), 77.
(80) M. Susser (1981), 96–97 参照。
(81) L. Reznek (1987), 163–164.
(82) これについては、H. H. Figge (1991), 113–114 も参照。
(83) M. D. Bayles (1981) 参照。
(84) D. Callahan (1973) 参照。
(85) W. Wieland (1986), 29–30 参照。
(86) H. Plessner (1981) および (1982) 参照。
(87) この概念について、M. Fuchs (1998) 参照。
(88) この概念について、M. Fuchs/D. Lanzerath (1998) 参照。

(89) L. Nordenfelt はその「健康の幸福論（welfare theory of health）」で、健康と幸福が人間の追求本性によって互いに結び付けられていることを論じている。健康とは、目的を実現する能力であり、幸福（happiness）とは、この目的の実現の結果として生じる状態であるとされる。したがって健康は、成功する人生にとって決定的な前提であり必然的条件である。なぜなら病気はこの追求を妨げるからだ、とされる。L. Nordenfelt (1996), 88 参照。また、これについて、C. Whitbeck (1981) および I. Pörn (1993) 参照。

(90) D. Callahan et al. (1996), 16 および M. J. Hanson/D. Callahan (1999) 参照。

(91) これについて、詳しくは D. Lanzerath (2000) 参照。

付録訳註

(＊1)『新訂　ヒポクラテス全集』第一巻「骨折について」大槻真一郎（編）、エンタプライズ、一九八八年、三二三頁以下。

(＊2) iatér はギリシャ語で医師。iatrochemistry（医化学、イアトロ化学）は身体のあらゆる機能を化学物質による作用で説明できるとする医学。医化学派の創設者はライデンのシルヴィウス（Franciscus Sylvius, 1614–1672）。この理論はとくにドイツ、オランダで大きな反響を呼んだ。iatrophysics（物療医学、物理療法）は体内のあらゆるプロセスを物理法則に基づいて説明できるとする医学。先駆者は一七世紀イタリアの医学者サントーリョ（Santorio, 1561–1636）。

(＊3) ウィルヒョー（Rudolf Virchow, 1821–1902）が一八五五年に提唱した学説。ウィルヒョーは、細胞が生体の構成単位であるとの認識に立って、細胞は相互に連絡をもって作用しており、これら細胞の変化によって、病気が発生すると捉えた。現代の病理学はこの学説をもとに発展してきた。

（＊4）　ラ・クロワ・ド・ソヴァージュの疾病分類論については川喜田愛郎『近代医学の史的基盤』岩波書店、一九七七年、上巻四七六―四八一頁に詳しい。

（＊5）　シデナムが唱えた「病気の種」説。

（＊6）　動物は「自分自身に回帰する体系を作っても、自己を体験してはいない。つまり自己の身体に対する距離がないため、自己を反省できない。それに対し自己を反省できる人間の場合には、中心として生きるばかりでなく、この中心を自己の身体の外にもっている。もしそうでないなら、反省できないであろう。したがって自己の身体を超えたところに中心をもって初めて、反省とか対象化とか言われているものは成立する」（金子晴勇（編）『人間学』創文社、一九九五年、一二三頁）。したがって人間は、自己を中心として世界を眺める視点を持っていると同時に、この中心を脱して自己を眺める視点をもっている。自分の身体を対象化する視点を持ちながら、同時に自己とその身体は同じものであるということから、身体の統合性を尊重すべきであるということが帰結する。

（＊7）　カトリックの告解の手続き。

訳者あとがき

本書は drze-Sachstandsbericht. Nr. 1. *Enhancement. Die ethische Diskussion über biomedizinische Verbesserungen des Menschen*. Bonn 2002 の訳である（市販されていないが、http://www.drze.de/themen/scopenotes から注文できる）。直訳すれば、「エンハンスメント――生物医学による人間改良をめぐる倫理的議論」。邦題はこれを、より分かりやすく簡潔にした。執筆者はドイツ連邦文部科学省がボンに設置している「生命諸科学における倫理のためのドイツ情報センター」（DRZE）の三〇代から四〇代の若手研究者たち（ミヒャエル・フックス、ディルク・ランツェラート、インゴ・ヒレブラント、トマス・ランケル、マグダレーナ・バルセラック、バーバラ・シュミッツ）である。

エンハンスメントは生命倫理学のなかの新しいテーマで、現在これへの関心が急速に高まってきている。enhauncer（アングロフランス語　高める、機能強化）→ enhauncen（中期英語）に由来する言葉で、病気の治療を超えて、身体能力や知力の向上や、性格の矯正などを目的として医学やバイオテクノロジーを用いることを言う。訳者はカタカナ語ばかり氾濫させることに抵抗を覚え、かつて「増進的介入」や「増強的介入」という訳語を提唱してきた。しかし、例えば、つらい体験をした人に対して、それを忘れさせる記憶鈍磨剤を服用することも一種のエンハンスメントだとすると、記憶鈍磨は「増進」や「増強」とは逆でもあり、必ずしも適当でないとも思えてきた。本書が論じるような内容をふまえ、「エンハンスメント」という新しい概念を定着させていくべきかと思われる。

一　エンハンスメント問題の射程

医の変容

現在、医療は第一義的には、病気治療のためのものであり、さらに病気の予防、健康の維持のためのものと考えられている。ところが、これを病気治療や健康維持のためではなく、能力アップのために用いるとなると、医学の性格は大きく変わってくる。例えば、年を取れば、誰もが記憶が衰える。これを「年だから仕方がない」と諦めるのではなく、記憶増強剤を飲んで、記憶力の衰えを阻止する。あるいは今以上に記憶力を向上させる。こうした処置を医学の正当な適用とし、場合によっては健康保険を適用するには、記憶力の衰えを「病気」と認定しなければならない。そうなった場合、「病気」の概念は大きく拡大する。「老い」そのものが「病気」となる。年を取って忘れっぽくはなっても何とかやって行けるならば、「まずは健康」などと甘んじてはいられない。「健康」概念も大きくレベルアップする。かくして「病気」「健康」「医療」の概念がいずれも大きく拡大する。エンハンスメントの普及は医のあり様を根本的に変化させる可能性をはらんでいる。

人間の変容

ひとは与えられた才能を学習や訓練によってさらに磨きあげ、例えば金メダルといった栄光を手にする。人々はその才能に感嘆するとともに、そこに至るたゆまぬ努力を称賛する。こうした努力に、バイオテクノロジーを用いた「近道（shortcut）」が取って代わるとしたら、人生において「価値あるもの」と評価する態度はどう変わるだろうか？　人間や人生にとって大切なもの（人間の条件）は何かという、より根本的な問題もエンハンスメントははらんでいる。

社会の変容

エンハンスメントが高度な先端技術として提供された場合、かかる技術を利用できる人とそうでない人との間で格差が広がり固定化するという見方がある（遺伝子操作を利用できる「ジーンリッチ階級」の出現。映画「ガタカ」の世界）。反対に、初めは高額な先端技術も普及すればコストが低下し、誰もが利用可能となり、障害を負ったり最も困窮している人々に福音となって、真の平等社会が実現するという期待もある（一四一—一五頁）。エンハンスメント問題は「わたしたちはどんな社会に生きることを望むのか？」という社会選択をも問いかけている。

このようにエンハンスメント問題の射程は深い。その範囲も広く、本書ではII—VI章で五分野にわたって考察されているが、今後の技術発展によって、さらにその範囲を広げて行くであろう。本書刊行後、大きなテーマになってきたものに、サイボーグ技術、BMI（Brain-machine interface）あるいはBCI（Brain-computer Interface）がある。本書が現在編集されたなら、間違いなくこれが「行動分野」として一章をなすと思われる。サイボーグ技術に関しては、わが国でも議論が始まっているが、ヨーロッパでもこれをめぐるシンポジウムや国際会議がしばしば開催されている。今後、本格的な人間改造は「GNR革命」（G遺伝学、Nナノテクノロジー、Rロボット工学）として展開すると予想されている（レイ・カーツワイル『ポスト・ヒューマン誕生——コンピュータが人類の知性を超えるとき』井上健（監訳）、ＮＨＫ出版、二〇〇七年）。

二　本書の意義

エンハンスメント論でまとまったものとしては、アメリカ大統領生命倫理諮問委員会（The President's Council on Bioethics）が二〇〇三年一〇月に発表した *Beyond Therapy, Biotechnology and the Pursuit of Happines*（http://www.drze.de/themen/scopenotes）が有名だ。早くも優れた邦訳（『治療を超えて——バイオテクノロジーと幸福の追求』倉持武監訳、青木書店、二〇〇五年）が刊行されている。読み物としてはなかなか面白い。学術的研究としてはしかし、これまでの研究をしっかり踏まえていないという問題がある。エンハンスメントをめぐる議論はおもにアメリカで発展した。本書の文献表（末尾九—二五頁）を見れば分かるように、圧倒的に英語論文が多い。ところが *Beyond Therapy* の参照文献には、エンハンスメントの考察に不可欠の論点を提示している重要文献が多数欠落している。それはこの報告書からいくつかの重要論点が欠落していることを意味している。研究の作法としては一年前（二〇〇二年九月）に発表された本書を参照すべきであったが、英語以外の文献はほとんど使用されていないようである。

本書はエンハンスメントの倫理的研究に関する入手可能なほとんどの文献に当たりつくし、論点を簡潔に整理している。この分野の研究としては、国際的にも例を見ない。エンハンスメント是か非かについて結論を下すことを目的としてはいない。対立する議論が展開されているテーマで、一つの主張をなすことは本情報センター（DRZE）の任務ではない。問題の所在を明らかにし、議論がふまえる必要のある論点を提示することが情報センターとしての役割である。その意味で、エンハンスメントをめぐる議論は本書で終わるのではなく、本書から始まる。

三　付録「病気と病人」について

ある医学的措置が治療かエンハンスメントかを判断する際、それが病気の治療であるか否かが、差し当たっての規準となる。ところが「病気」というのは、誰もが分かっていることでありながら、改めて問われてみると、曖昧なところがある。「病気とは何か」は、エンハンスメント問題を考える際、避けて通れない問いである。そこで付録に、本編の著者の一人であるディルク・ランツェラートの論文 Dirk Lanzerath, Krankheit und der kranke Mensch, in: FernUniversität, Gesamthochschule Hagen (Hrsg.) *Der Begriff der Krankheit* (Reihe: Medizinische Ethik. Weiterbildendes Studienangebot), Hagen 2000, S. 83–110 を翻訳した。ランツェラート氏は DRZE（情報センター）の研究主任である。『病気と医療――医療倫理における病気概念の機能について』という単著（Lanzerath (2000) 付録文献表一八頁）を著している。本論文はこれのエッセンスである。また二〇〇七年九月静岡で開催された国際シンポジウム「医療・薬学の歴史と文化」でも、「病気という概念がもつ規範的な機能と、人間の生活世界の医療化――人体改造技術とエンハンスメントは人間の未来を決定するか？」という講演を行っている。この講演は本編と付録をつなぐ簡潔なまとめとなっている。左記ＵＲＬに掲載されているので、あわせて参照願いたい。 http://life-care.hss.shizuoka.ac.jp/kusuri/

両文献の邦訳を快諾してくれたミヒャエル・フックス博士ならびにディルク・ランツェラート博士に感謝申し上げる。

翻訳分担

本編「エンハンスメント」のⅣ、Ⅵ章および付録は小椋・松田の共訳であり、それ以外は松田の単独訳である。

最後に、本訳業の意義と重要性を理解し、訳者を励まして下さった知泉書館の小山光夫社長と高野文子さんに心から感謝申し上げたい。

二〇〇七年一〇月

松　田　純

松田　純（まつだ・じゅん）
静岡大学人文学部教授. 1979年東北大学大学院文学研究科倫理学専攻博士課程修了. 1995年文学博士. 1990-91年ドイツ，テュービンゲン大学哲学部客員研究員，2001年ボン大学「科学と倫理のための研究所」，ドイツ連邦文部科学省「生命諸科学における倫理のためのドイツ情報センター」客員教授.
〔主要著作等〕『遺伝子技術の進展と人間の未来——ドイツ生命環境倫理学に学ぶ』知泉書館，2005.（監訳）ドイツ連邦議会審議会答申『人間の尊厳と遺伝子情報——現代医療の法と倫理（上）』，『受精卵診断と生命政策の合意形成——同（下）』知泉書館，2004，2006.（共訳）ドイツ連邦議会審議会答申『人間らしい死と自己決定——終末期における事前指示』山本達監訳，知泉書館，2006
(論文)「エンハンスメント（増強的介入）と〈人間の弱さ〉の価値」(『スピリチュアリティといのちの未来——危機の時代における科学と宗教』島薗進・永見勇（監修），人文書院，2007)

小椋宗一郎（おぐら・そういちろう）
2001年静岡大学人文社会科学研究科修士課程修了. 神奈川大学，よこはま看護学校講師. 2003年-05年ルール大学（ボーフム）ヘーゲル研究所留学.
〔主要論文等〕「ドイツにおける『妊娠葛藤相談』について」(日本生命倫理学会(編)「生命倫理」vol. 17，No. 1，2007年）(2007年度日本生命倫理学会若手論文奨励賞受賞) など. http://www.geocities.jp/s_Booker_o/index.htm に「ドイツと日本，世界での妊娠中絶問題」などを特集.

〔エンハンスメント〕　ISBN978-4-86285-021-8

2007年11月10日　第1刷印刷
2007年11月15日　第1刷発行

訳　者　松　田　　純
　　　　小　椋　宗一郎

発行者　小　山　光　夫

印刷者　藤　原　愛　子

発行所　〒113-0033 東京都文京区本郷1-13-2
電話03(3814)6161振替00120-6-117170
http://www.chisen.co.jp
株式会社　知泉書館

Printed in Japan　印刷・製本／藤原印刷

索　引

あ　行

さ　行

た　行

ま　行

や　行

ら　行

文 献 表

Allen, David B. (1992): Growth hormone therapy for the disability of short stature, in: *Growth, Genetics and Hormones*, 8, Suppl. 1, 70–73.

———— ; Fost, Norman C. (1990): Growth hormone therapy for short stature. Panacea or pandora's box?, in: *Journal of Pediatrics*, 117, 1, 16–21.

American Academy of Pediatrics: Committee on Drugs and Committee on Bioethics (1997): Considerations related to the use of recombinant human growth hormone in children, in: *Pediatrics*, 99, 1, 122–129.

Anderson, W. French (1985): Human gene therapy. Scientific and ethical considerations, in: *Journal of Medicine and Philosophy*, 10, 3, 275–291.

———— (1989): Human gene therapy. Why draw a line?, in: *Journal of Medicine and Philosophy*, 14, 6, 681–693.

Anderson, W. French (1990): Genetics and human malleability, in: *The Hastings Center Report*, 20, 1, 21–24.

———— (1994): Genetic engineering and our humanness, in: *Human Gene Therapy*, 5, 6, 755–759.

Baier, Reinhold (1998): *Doping im Sport. Eine medizinisch-rechtswissenschaftliche Analyse* [als Dissertation eingereicht an der Fakultät für Medizin der TU München], München.

Bender, Kenneth J. (2000): FDA Advisory Committee recommends Prozac for PMDD, in: *Psychiatric Times*, XVII, 1. http://www.mhsource.com/pt/p000133.html

Benjamin, Martin; Muyskens, James; Saenger, Paul (1984): Short children, anxious parents. Is growth hormone the answer?, in: *The Hastings Center Report*, 14, 2, 5–9.

Beutler, Larry E. (1998): Prozac and Plazebo. There's a pony in there somewhere, in: *Prevention and Treatment* 1. http://jour-

nals.apa.org/prevention/volume1/pre0010003c.html
Birnbacher, Dieter (2002): Habermas' ehrgeiziges Beweisziel – erreicht oder verfehlt?, in: *Deutsche Zeitschrift für Philosophie* 50, 1, 121–126.
Bischofberger, Erwin; Dahlström, Gunnar (1989): Ethical aspects on growth hormone therapy, in: *Acta Paediatrica Scandinavica*, Suppl. 362, 14–17.
Blethen, Sandra L.; MacGillivray, Magret H. (1997): A risk-benefit assessment of growth hormone use in children, in: *Drug Safety*, 17, 5, 303–316.
Bolt, L.L.E. [Ineke]; Mul, Dick (2001): Growth hormone in short children. Beyond medicine?, in: *Acta Paediatrica Scandinavica*, 90, 69–73.
Bonn, Dorothy (1999): Debate on ADHD prevalence and treatment continous, in: *The Lancet*, 354, 2139.
Boorse, Christopher (1975): On the distinction between disease and illness, in: *Philosophy and Public Affairs*, 5, 1,49–68.
——— (1977): Health as a theoretical concept, in: *Philosophy of Science*, 44, 542–573.
——— (1997): A rebuttal on health, in: James M. Humber, Robert F. Almeder (eds.): *What is disease?*, Totowa, NJ, 1–134.
Bordo, Susan (1998): Braveheart, babe, and the contemporary body, in: Erik Parens (ed.): *Enhancing human traits. Ethical and social implications* (Hastings Center studies in ethics), Washington, 189–221.
Bradley, Charles A.; Sodemann, Thomas M. (1990): Human growth hormone. Its use and abuse, in: *Clinics in Laboratory Medicine*, 10, 3, 473–477.
Breggin, Peter R.; Breggin, Ginger Ross (1994): *Talking back to Prozac. What doctors aren't telling you about today's most controversial drug*, New York.
Brock, Dan W. (1998): Enhancements of human function. Some distinctions for policymakers, in: Erik Parens (ed.): *Enhancing human traits. Ethical and social implications* (Hastings Center studies in ethics), Washington, 48–69.

Brook, Charles G. D. (1997): Growth hormone. Panacea or punishment for short stature?, in: *British Medical Journal*, 315, 20, 692–693.

Buchanan et al. (2000) [A. Buchanan, D. W. Brock, N. Daniels, D. Wikler]: *From chance to choice. Genetics and justice*, Cambridge [et al.].

Buchanan, Allan; Brock, Dan W. (1989): *Deciding for others*, Cambridge.

Bundesamt für Sport (2002) [Schweiz], Magglingen. http://www.dopinginfo.ch/de/doping/doping-de.html

Bund-Länder-Arbeitsgruppe "Somatische Gentherapie" (1997): *Abschlussbericht der Bund-Länder-Arbeitsgruppe "Somatische Gentherapie" vom 30. Mai 1997*, Bonn.

Callahan, Daniel (1992): Entitlement to growth hormone, in: *Growth, Genetics and Hormones*, 8, Suppl. 1, 59–61.

Caprio, Sonia. et al. (1992): [S. Caprio, S. D. Boulware, M. Press, R. S. Sherwin, K. Rubin, T. O. Carpenter, G. Plewe, W. V. Tamborlane]: Effect of growth hormone treatment on hyperinsulinemia associated with Turner syndrome, in: *Journal of Pediatrics*, 120, 238–243.

Carey, Jonathan Sinclair (1989): Kant and the cosmetic surgeon, in: *Journal of the Florida Medical Association*, 76, 7, 637–643.

Clasing, Dirk (2000): Hinweise zur aktuellen Dopingdefinition des Internationalen Olympischen Komitee's [sic], in: *Deutsche Zeitschrift für Sportmedizin*, 51, 3, V–VI.

Clouser, K. Danner; Culver, Charles M.; Gert, Bernard M. (1981): Malady. A new treatment of disease, in: *The Hastings Center Report*, 11, 3, 29–37.

Cole-Turner, Ronald (1998): Do means matter?, in: Erik Parens (ed.): *Enhancing human traits. Ethical and social implications* (Hastings Center studies in ethics), Washington, 151–161.

Commission of the European Community (1989): *Adopting a specific research and technological development programme in the field of health*, Brussels.

Council of Europe (1989): *Übereinkommen gegen Doping* (=Anti-

doping convention), Strasbourg (mit "Anhang - Bezugsliste der verbotenen pharmakologischen Gruppen von Dopingwirkstoffen und Dopingmethoden" Stand 1998).

Court, Jürgen; Hollmann, Wildor (1998): Art. Doping, in: Ommo Gruppe, Dietmar Mieth (Hrsg.): *Lexikon der Ethik im Sport* (Schriftenreihe des Bundesinstituts für Sportwissenschaften), Schorndorf.

Daniels, Norman (1985): *Just health care*, New York.

——— (1992): Growth hormone therapy for short stature. Can we support the treatment-enhancement distinction?, in: *Growth, Genetics and Hormones*, 8, Suppl. 1, 46-48.

——— (2000): Normal functioning and the treatment-enhancement distinction, in: *Cambridge Quarterly of Healthcare Ethics*, 9, 309-322.

Davis, Dena (1997): Genetic dilemmas and the child' s right to an open future, in: *The Hastings Center Report*, 27, 2,7-15.

Davis, Kathy (1995): *Reshaping the female body. The dilemma of cosmetic surgery*, New York.

——— (1998): The rhetoric of cosmetic surgery. Luxury or welfare?, in: Erik Parens (ed.): *Enhancing human traits. Ethical and social implications*, Washington, 124-134.

DeGrazia, David (2000): Prozac, enhancement and self-creation, in: *The Hastings Center Report*, 30, 2, 34-40.

Diekema, Douglas S. (1990): Is taller really better? Growth hormone therapy in short children, in: *Perspectives in Biology and Medicine*, 34, 1,109-123.

Downie, A. Bruce et al. (1996) [J. Mulligan, E. S. McCaughey]: Psychological response to growth hormone treatment in short normal children, in: *Archives of Disease in Childhood*, 75, 32-35.

Edwards, James C. (2000): Passion, activity and "the care of the self", in: *The Hastings Center Report*, 30, 2, 31-34.

Eiholzer, Urs; Haverkamp, Fritz; Voss Linda D. (eds.) (1999): *Growth, stature, and psychological well-being*, Seattle [et al.].

Elliott, Carl (1998a): Tyranny of happiness. Ethics and cosmetic

psychopharmacology, in: Erik Parens (ed.): *Enhancing human traits. Ethical and social implications* (Hastings Center studies in ethics), Washington, 177–188.

——— (1998b): What' s wrong with enhancement technologies?, in: *CHIPS Public Lecture, University of Minnesota, February 26, 1998.* http://www.gene.ucl.ac.uk/bioethics/writings/Elliott.html

——— (2000): Pursued by happiness and beaten senseless. Prozac and the american dream, in: *The Hastings Center Report*, 30, 2, 7–12.

Engelhardt, H. Tristam Jr. (1987): Gentherapie an menschlichen Keimbahnzellen. Kann und soll die 'Schöne neue Welt' verhindert werden?, in: Volkmar Braun, Dietmar Mieth, Klaus Steigleder (Hrsg.): *Ethische und rechtliche Fragen der Gentechnologie und der Reproduktionsmedizin*, München, 255–262.

Faust, Volker (1995): *Medikament und Psyche. Eine allgemeinverständliche Einführung zu Möglichkeiten, Grenzen und Erfahrungen.* Band 1: Neuroleptika-Antidepressiva-Beruhigungsmittel – Lithiumsalze, Stuttgart.

Feinberg, Joel (1980): The child' s right to an open future, in: William Aiken, Hugh LaFollette (eds.): *Whose child. Children's rights, parental authority, and state power*, Totowa, NJ.

Fiedler, Leslie A. (1985): The tyranny of the normal, in: Thomas H. Murray, Arthur L. Caplan (eds.): *Which babies shall live?*, Clifton, NJ, 151–159.

Finckenstein, Joachim Graf von, (2000): Was die Kassen als Krankheit anerkennen. Recht eng gesteckt ist der Rahmen für Pflichtleistungen der Gesetzlichen Krankenversicherung, wenn es um Korrekturen des äußeren Erscheinungsbildes geht, in: *Deutsches Ärzteblatt*, 97, 4,157–159.

Fisher, Seymour; Greenberg, Roger P. (1995): Prescription for happiness?, in: *Psychology Today*, 28, 32–38.

Fowler, Gregory; Juengst, Eric T.; Zimmermann, Burke K. (1989): Germ-line gene therapy and the clinical ethics of medical

genetics, in: *Theoretical Medicine*, 10, 151–165.
Franke, Elk (1994): Dopingdiskurse. Eine Herausforderung für die Sportwissenschaft, in: Karl H. Bette (Hrsg.): *Doping im Leistungssport. Sozialwissenschaftlich beobachtet* (Sozialwissenschaft im Sport 1), Stuttgart, 67–99.
Frankel, Mark S.; Chapman, Audrey R. (2000): Human inheritable genetic modifications. Assessing scientific, ethical, religious, and policy issues, prepared by the American Association for Advancement of Science. http://www.aaas.org/spp/dspp/sfrl/germline/main.htm
Freedman, Carol (1998): Aspirin for the mind? Some ethical worries about psychopharmacology, in: Erik Parens (ed.): *Enhancing human traits. Ethical and social implications* (Hastings Center studies in ethics), Washington, 135–150.
Fuchs, Michael (1998): Art. Enhancement, in: Wilhelm Korff, Lutwin Beck, Paul Mikat (Hrsg.): *Lexikon der Bioethik*, Bd.1, Gütersloh, 604–605.
——— (2002): Die Einschätzung des Kleinwuchses als Streitfall im Recht und die medizinethische Debatte um Therapie und Enhancement (Verbesserung), in: Ludger Honnefelder, Christian Streffer (Hrsg.): *Jahrbuch für Wissenschaft und Ethik* 7, 283–293.
Fukuyama, Francis (1999): Der programmierte Unmensch, in: Süddeutsche Zeitung, 55, 180, o.S.
——— (2002): *Das Ende des Menschen*, Stuttgart, München.（フランシス・フクヤマ『人間の終わり――バイオテクノロジーはなぜ危険か』鈴木淑美訳，ダイヤモンド社，2002年）
Gamper, Michael (1999): 100 Jahre Doping. Annäherungen an eine Geschichte der künstlichen Leistungssteigerung im Radsport, in: *Neue Zürcher Zeitung*, 3.9.1999. http://www.nzz.ch/dossiers/dossiers2000/doping/1999.09.03-sp-article5SMLE.html
Gardner, William (1995): Can human genetic enhancement be prohibited?, in: *The Journal of Medicine and Philosophy* 20, 65–84.
Gerbert, Frank (2001): Wahnsinnig hässlich. Schönheitschirurgen

operieren auch Menschen, die sich Körpermakel nur einbilden; für beide Seiten sind die Risiken hoch, in: *Focus* 20, 18, 194–198.

Gerhardt, Volker; Lämmer, Manfred (Hrsg.) (1993): *Fairness und Fair Play. Eine Ringvorlesung an der Deutschen Sporthochschule* Köln, Sankt Augustin.

Germak, John A. (1996): Growth hormone therapy in children with short stature. Is bigger better or achievable, in: *The Indian Journal of Pediatrics*, 63, 5, 591–597.

Ghaemi, S. Nassir (1999): Depression. Insight, illusion and psychopharmalogical calvinism, in: *Philosophy, Psychiatry and Psychology*, 6, 4, 287–294.

Glenmullen, Joseph (2000): *Prozac backlash. Overcoming the dangers of Prozac, Zoloft, Paxil and other antidepressants with safe, effective alternatives*, New York.

Glover, Jonathan et al. (1989): *Ethics of new reproductive technologies. The Glover report to the European Commission* (Studies in biomedical policy), De Kalb, IL.

Goodson, Alfred. C. (1996): Frankenstein in the age of Prozac, in: *Literature and Medicine*, 15, 1, 16–32.

Grossbart, Ted A.; Sarwer David B. (1999): Cosmetic surgery. Surgical tools – psychosocial goals, in: *Seminars in Cutaneous Medical Surgery*, 18, 2, 101–111.

Guyda, Harvey J. (1999): Four decades of growth hormone therapy for short normal children. What have we achieved?, in: *The Journal of Clinical Endocrinology and Metabolism*, 84, 12, 4307–4316.

Habermas, Jürgen (2001): *Die Zukunft der menschlichen Natur. Auf dem Weg zu einer liberalen Eugenik?*, Frankfurt/Main. (ユルゲン・ハーバーマス『人間の将来とバイオエシックス』三島憲一訳，法政大学出版局，2004年)

Harder, J. A.; Ridley, R. M. (2000): The 5-HT1A antagonist, WAY 100 635, alleviates cognitive impairments induced by dizocilpine (MK-801) in monkeys, in: *Neuropharmacology*, 39, 4, 547–52.

Harris, David (1989): The benefits and hazards of cosmetic surgery, in: *British Journal of Hospital Medicine*, 41, 6, 540–545.

Haverkamp, Fritz (1997): *Der Kleinwuchs beim Ullrich-Turner-Syndrom. Eine interdisziplinäre Herausforderung*, Stuttgart.

———— ; Ranke, Michael B. (1999): The ethical dilemma of growth hormone treatment of short stature. A scientific theoretical approach, in: *Hormone Research*, 51, 301–304.

Healy, David (2000): Good science or good business?, in: *The Hastings Center Report*, 30, 2, 19–22.

Higley, J. Dee et al. (1996) [J. D. Higley, P. T. Mehlman, R. E. Poland, D. M. Taub, J. Vickers, S. J. Suomi, M. Linnoila]: CFS testosterone and 5-H1AA correlate with different types of aggressive behaviors, in: *Biological Psychiatry*, 40, 11, 1067–1082.

Hoberman, John (1994): *Sterbliche Maschinen. Doping und die Unmenschlichkeit des Hochleistungssports*, Aachen.

Hochberg, Ze' ev (1990): Growth hormone therapy. The ethical angle, in: *Acta Paediatrica Scandinavica*, Suppl. 367, 1–3.

Hollmann, Wildor (1989): Ethische Gefahren im Hochleistungssport —— Reflexionen aus sportmedizinischer Sicht, in: Henning Allmer, Norbert Schulz (Hrsg.): *Sport und Ethik. Grundpositionen (Brennpunkte der Sportwissenschaft)*, Sankt Augustin, 72–83.

Holm, Sören (2000): Changes to bodily appearance. The aesthetics of deliberate intervention, in: *Journal of Medical Ethics: Medical Humanities*, 26, 43–48.

Holtug, Nils (1999): Does justice require genetic enhancements?, in: *Journal of Medical Ethics*, 25, 2, 137–143.

Huppenbauer, Markus (2001): Anthropotechnik und Humandesign. Ein philosophisch-theologischer Essay zur gentechnologischen Veränderung des Menschen, in: Eric Kubli, Anna Katharina Reichardt (Hrsg.): *Die Perfektionierung des Menschen*, Berlin [u.a.], 189–210.

Hyman, David A. (1990): Aesthetics and Ethics. The implications of cosmetic surgery, in: *Perspectives in Biology and Medicine*, 33,

2, 190–202.
Institut für Biochemie der DSHS [Deutsche Sporthochschule] Köln (2002), Köln. http://www.dopinginfo.de/
International Olympic Committee (IOC): Executive Board (2000): *Olympic Movement Anti-doping code*. http:// multimedia.olympic.org/pdf/en_report_21.pdf
Jonsen, Albert R. (1988): The fall of Asklepios. Medicine, morality, and money, in: *Plastic and Reconstruction Surgery*, 82, 1, 147–150.
Juengst, Eric T. (1997): Can enhancement be distinguished from prevention in genetic medicine?, in: *Journal of Medicine and Philosophy*, 22, 2, 125–142.
——— (1998): What does enhancement mean?, in: Erik Parens (ed.): *Enhancing human traits. Ethical and social implications* (Hastings Center studies in ethics), Washington, 29–47.
Juul, Anders et al. (1999) [A. Juul, S. Bernasconi, P. Chatelain, P. Hindmarsh, Z. Hochberg, A. Hokken-Koelega, S.M.P.F. de Muinck Keizer-Schrama, W. Kiess, S. Oberfield, J. Parks, C.J. Strasburger, C. Volta, O. Westphal, N.E. Skakkebæk]: Diagnosis of growth hormone (GH) deficiency and the use of GH in children with growth disorders, in: *Hormone Research*, 51, 284–299.
Kamber, Matthias; Mullis, Primus (1997): Doping: Seit langem verboten – nach wie vor aktuell. Doping im historischen und sportmedizinischen Überblick. http://svl.ch/doping/doping_historik.html[lnternetseite erstellt am 14.10.1997]
Kensmann, Bodo; Kuttig, Lothar (1992): Grenzen der Selbstbestimmung über den Körper [Manuskript], [o.O.].
Kindermann, Wilfried (1998): Art. Doping, 1. Zum Problemstand, in: Wilhelm Korff, Ludwin Beck, Paul Mikat (Hrsg.): *Lexikon der Bioethik*, Bd. 1. Gütersloh, 488–489.
Kirkland, Anna; Tong, Rosemarie (1996): Working within contradiction. The possibility of feminist cosmetic surgery, in: *The Journal of Clinical Ethics*, 7, 2, 151–159.
Kirsch, Irving; Sapirstein, Guy (1998): Listening to Prozac but

hearing placebo. A meta-analysis of antidepressant medication,in: *Prevention and Treatment* 1. http://joumals.apa.org/prevention/volume 1 /pre0010002a.html

Kisner, W. Howard (1993): A dilemma, in: *Plastic and reconstruction surgery*, 92, 7, 1364–1365.

Klug, Uwe (1996): Doping als strafbare Verletzung der Rechtsgüter Leben und Gesundheit [als Dissertation eingereicht an der Juristischen Fakultät in der Universität Würzburg], Würzburg.

Konner, Melvin J. (1999): One pill makes you larger. The ethics of enhancement, in: *Minnesota Medicine*, August, 82, 26–32.

Kramer, Peter D. (2000): The valorization of sadness. Alienation and the melancholic temperament, in: *The Hastings Center Report*, 30, 2, 13–18.

——— ([3]1997): *Listening to Prozac* ([1]1993), London (dt.: *Glück auf Rezept. Der unheimliche Erfolg der Glückspille Fluctin*, München 1995). (ピーター・D・クレイマー『驚異の脳内薬品——鬱に勝つ「超」特効薬』堀たほ子訳, 同朋舎, 1997年)

Kubli, Eric; Reichardt, Anna Katharina (Hrsg.) (2001): *Die Perfektionierung des Menschen*, Berlin [u.a.].

Landessozialgericht Nordrhein-Westfalen (2001): L 5 KR 221/00 – Urteil vom 3.5.2001. http://www.lsg.nrw.de/urteile/dat/NRW/LSG/ Krankenversicherung/L_5_KR_221.00htm

Lantos, John D. (1992): Why growth hormone should not be used for non-growth hormone deficient children, in: *Growth, Genetics and Hormones*, 8, Suppl. 1, 68–70.

——— ; Siegler, Marc; Cuttler, Leona (1989): Ethical issues in growth hormone therapy, in: *The Journal of the American Medical Association*, 261, 7, 1020–1024.

Lanzerath, Dirk (2000): *Krankheit und ärztliches Handeln. Zur Funktion des Krankheitsbegriffs in der medizinischen Ethik* (zugl.: Bonn, Univ., Diss. 1998), Freiburg/Br. [u.a.].

——— (2002): Enhancement. Form der Vervollkommnung des Menschen durch Medikalisierung der Lebenswelt? – Ein Werkstattbericht, in: Ludger Honnefelder, Christian Streffer

(Hrsg.): *Jahrbuch für Wissenschaft und Ethik* 7, 319–336.
Lappé, Marc (1991): Ethical issues in manipulating the human germ line, in: *Journal of Medicine and Philosophy*, 16, 621–39.
Lenk, Christian (2002): *Therapie und Enhancement. Ziele und Grenzen der modernen Medizin*, (Münsteraner Bioethik-Studien 2, zugl.: Münster/Westf., Univ., Diss., 2001), Münster, Hamburg, London.
Leppa, Carol J. (1990): Cosmetic surgery and the motivation for health and beauty, in: *Nursing Forum*, 25, 1, 25–31.
Little, Margaret Olivia (1998): Cosmetic surgery, suspect norms and the ethics of complicity, in: Erik Parens (ed.): *Enhancing human traits. Ethical and social implications* (Hastings Center studies in ethics), Washington, 162–176.
Lünsch, Heinz (1991): *Doping im Sport*, Erlangen.
Macgregor, Frances Cooke (1989): Social, psychological and cultural dimensions of cosmetic and reconstructive plastic surgery, in: *Aesthetic Plastic Surgery*, 13, 1, 1–8.
Macklin, Ruth (1992): Is short stature a disease and does that matter?, in: *Growth, Genetics and Hormones*, 8, Suppl. 1, 39–41.
——— (2000): Ethical dilemmas in pediatric endocrinology. Growth hormone for short normal children, in: *Journal of Pediatric Endocrinology and Metabolism*, 13, 1349–1352.
Maier, Wolfgang (2001): Unterschwellige psychische Störungen. Das Problem der Spezifität unspezifizierter Diagnosen, in: *Der Nervenarzt*, 72, 167–168.
Martin, Mike W. (1999): Depression. Illness, insight and identity, in: *Philosophy, Psychiatry and Psychology*, 6, 4, 271–286.
Masters, Roger D.; McGuire, Michael T. (1994): *The neurotransmitter revolution. Serotonin, social behavior, and the law*, Carbondale, IL.
Mayberg, Helen S. (2002): The functional neuroanatomy of the placebo effect, in: *The American Journal of Psychiatry*, 159, 728–737.
McKenny, Gerald P. (1997): *To relieve the human condition*,

Albany, NY.
——— (1998): Enhancements and the ethical significance of vulnerability, in: Erik Parens (ed.): *Enhancing human traits. Ethical and social implications* (Hastings Center studies in ethics), Washington, 222–237.
Menzel, Paul (1992): Are healthy children of very short stature entitled to growth hormone treatment?, in: *Growth, Genetics and Hormones*, 8, Suppl. 1, 62–64.
Miller, Franklin G.; Brody, Howard; Chung, Kevin C. (2000): Cosmetic surgery and the internal morality of medicine, in: *Cambridge Quarterly of Healthcare Ethics*, 9, 353–364.
Murray, Thomas H. (1983): The coercive power of drugs in sports, in: *The Hastings Center Report*, 13, 4, 24–30.
——— (1984): Drugs, sports, and ethics, in: ders., Willard Gaylin, Ruth Macklin (eds.): *Feeling good and doing better. Ethics and nontherapeutic drug use*, Clifton, NJ, 107–126.
——— (1986): Divided loyalities for physicians. Social context and moral problems, in: *Social Science and Medicine*, 23, 8, 827–832.
——— ([2]1995): Art. Sports, in: Warren T. Reich (ed.), *Encyclopedia of bioethics*, New York, 2407–2410.
Nordenfelt, Lennert (1987): *On the nature of health. An action-theoretic approach* (Philosophy and Medicine 26), Dordrecht [u.a.].
Nozick, Robert (1974): *Anarchy, state and utopia*, New York.（ロバート・ノージック『アナーキー・国家・ユートピア――国家の正当性とその限界』嶋津格訳，木鐸社，1985年）
Parens, Erik (1995): The goodness of fragility. On the prospect of genetic technologies aimed at the enhancement of human capacities, in: *Kennedy Institute of Ethics Journal*, 5, 2, 141–153.
——— (ed.), (1998a): *Enhancing human traits. Ethical and social implications*, Washington.
——— (1998b): Is better always good? The enhancement project, in: Erik Parens (ed.): *Enhancing human traits. Ethical and social implications* (Hastings Center studies in ethics),

Washington, 1–28.

Parsons, Talcott (1964): Definitions of health and illness in the light of american values and social structure, in: ders.: *Social structure and personality*, London, 257–291 (Wiederabdruck in: Arthur L. Caplan, Hugo Tristram Engelhardt, Denton Cooley (eds.) (1981): *Concepts of health and disease. lnterdisciplinary perspectives, Reading*, MA., 57–81; dt.: Definition von Gesundheit und Krankheit im Lichte der Wertbegriffe und der sozialen Struktur Amerikas, in: Alexander Mitscherlich et al. (Hrsg.) (1984) [A. Mitscherlich, T. Brocher, O. Mering, K. Horn]: *Der Kranke in der modernen Gesellschaft* ([1] 1967), Frankfurt/Main, 57–87). (T. パーソンズ『社会構造とパーソナリティ』丹下隆一ほか訳, 新泉社, 1973年)

Pertschuk, Mark J. (1991): Psychosocial considerations in interface surgery, in: *Clinics in Plastic Surgery*, 18, 1, 11–18.

Pilpel, Dina; Leavitt, Frank J.; Elizur–Leiberman, Esther (1996): Ethical and cross cultural questions concerning pediatric clinical trials, in: *Controlled Clinical Trials*, 17, 201–208.

Pruzinsky, Thomas (1993): Psychological factors in cosmetic plastic surgery. Recent developments in patient rare, in: *Plastic Surgical Nursing*, 13, 2, 64–69.

Reich, Jens (1997): Das Problem der Genverbesserung, in: Karl Markus Michel, Tilman Spengler (Hrsg.): *Lebensfragen* (Kursbuch 128), Berlin, 127–141.

Reinbold, Hartmut (1990): *Differenzierter Umgang mit Antidepressiva*, Dortmund.

Report on Human Gene Therapy (1995), in: International Bioethics Committee of UNESCO (IBC) (ed.): *Proceedings* [of the second session], 1, 29–50.

Resnik, David (2000): The moral significance of the therapy–enhancement distinction in human genetics, in: *Cambridge Quarterly of Healthcare Ethics*, 9, 365–377.

——— ; Langer, Pamela; Steinkraus, Holly (1999): *Human germ–line gene therapy. Scientific, ethical, and political issues*, Austin, TX.

Rickert, Vaughn I. et al. (1992) [V. I. Rickert, V. Sheppard, C. Pawlak-Morello, M.S. Jay]: Human growth hormone. A new substance of abuse among adolescents?, in: *Clinical Pediatrics*, 31, 723-726.

Riotte, Heinrich J. (1995): Versicherungsrelevante Begründungen und Scheinbegründungen für kosmetische Operationen, in: *Der medizinische Sachverständige*, 91, 44-47.

Royal Commission on New Reproductive Technologies (1993) [Canada]: *Proceed with care. Final Report of the Royal Commission on New Reproductive Technologies*, Ottawa.

Ruskin, John (1897): *Modern painters*, London.（ジョン・ラスキン『近代画家論』内藤史朗訳，法蔵館，2003年）

Sabin, James E.; Daniels, Norman (1994): Determing "medical necessity" in mental health practice. A study of clinical reasoning and a proposal for insurance policy, in: *The Hastings Center Report*, 24, 6, 5-13.

Saenger, Paul (2000): Growth hormone therapy for the short normal child. Who needs it and who wants it? The case in support of GH therapy, in: *Journal of Pediatrics*, 136, 106-110.

Sarwer, David B. et al. (1998a) [D. B. Sarwer, T. A. Wadden, M. J. Pertschuk, L. A. Whitaker]: The psychology of cosmetic surgery. A review and reconceptualisation, in: *Clinical Psychology* Review, 18, 1, 1-22.

Sarwer, David B. et al. (1998b) [D. B. Sarwer, L. A. Whitaker, M. J. Pertschuk, T. A. Wadden]: Body image concerns of reconstructive surgery patients. An underrecognized problem, in: *Annals of Plastic Surgery*, 40, 4, 403-407.

Schänzer, Wilhelm (2001): Doping im Sport [Skript], [Köln]. http://www.dshs-koeln.de/biochemie/rubriken/07_info/info_02.pdf

Schatzberg, Alan F. (2000): Pros and cons of Prozac and its relatives. Editorial, in: *The American Journal of Psychiatry*, 157, 3, 323-325.

Scheu, Hans-Reinhard (1993): Fair Play - Von der Verantwortung der Medien, in: Volker Gerhardt, Manfred Lämmer (Hrsg.):

Fairneß und Fair Play. Eine Ringvorlesung an der Deutschen Sporthochschule Köln, Sankt Augustin.

Schlund, Gerhard H. (1991): Rechtliche Aspekte beim Doping im Sport, in: *Praktische Sporttraumatologie und Sportmedizin*, 3, 1–6.

Schulz, Thorsten et al. (1998) [T. Schulz, K. Smolnikar, P. Diel, H. Michna]: Gendoping im Sport. Fakt oder Fiktion, in: *Forschung, Innovation, Technologie* 1, 13–18.

Sen, Amartya (1990): Justice. Means versus freedoms, in: *Philosophy and Public Affairs*, 19, 111–121.

——— (1992): *Inequality reexamined*, Cambridge.（アマルティア・セン『不平等の再検討――潜在能力と自由』池本幸生ほか訳, 岩波書店，1999年）

Shickle, Darren (2000): Are "genetic enhancements" really enhancements?, in: *Cambridge Quarterly of Healthcare Ethics*, 9, 3, 342–352.

Shorter, Edward (1997): *A history of psychiatry. From the era of the asylum to the age of prozac*, New York.（エドワード・ショーター『精神医学の歴史――隔離の時代から薬物治療の時代まで』木村定訳，青土社，1999年）

Siep, Ludwig (1993): Arten und Kriterien der Faimeß im Sport, in: Volker Gerhardt, Manfred Lämmer (Hrsg.): *Fairneß und Fair Play. Eine Ringvorlesung an der Deutschen Sporthochschule Köln, Sankt Augustin.*

——— (1996): Ethische Probleme der Gentechnologie, in: Jan P. Beckmann (Hrsg.): *Fragen und Probleme einer medizinischen Ethik*, Berlin, New York, 309–331.

——— (1998): Die Optimierung der Natur, in: Johann S. Ach (Hrsg.): *Hello Dolly? Über das Klonen*, Frankfurt/Main, 191–198.

——— (1998): Natur als Norm? Zur Rekonstruktion eines normativen Naturbegriffs in der angewandten Ethik, in: Mechthild Dreyer, Kurt Fleischhauer (Hrsg.): *Natur und Person im ethischen Disput*, Freiburg/Er. [u.a.], 191–206.

——— (1999): Bemerkungen zum Begriff der Natürlichkeit, in:

Ludger Honnefelder, Christian Streffer (Hrsg.): *Jahrbuch für Wissenschaft und Ethik* 4, 267–282.

——— (2002): Moral und Gattungsethik, in: *Deutsche Zeitschrift für Philosophie*, 50, 1, 111–120.

Silver, Lee M. (1998): *Das geklonte Paradies. Künstliche Zeugung und Lebensdesign im neuen Jahrtausend*, München.（リー・M・シルヴァー『複製されるヒト』東江一紀ほか訳，翔泳社，1998年）

Silvers, Anita (1994): "Defective" agents. Equality, difference and the tyranny of the normal, in: *Journal of Social Philosophy, 25th Anniversary Special Issue*, 154–175.

Sinsheimer, Robert L. (1987): The prospect of designed genetic change, in: Ruth Chadwick (ed.): *Desire and design. Ethics, reproduction and genetic control*, London [et al.], 136–146.

Smith, Dorothy (1990): *Texts, facts and femininity. Exploring the relations of ruling*, New York.

Spaemann, Robert (2002): Habermas über Bioethik, in: *Deutsche Zeitschrift für Philosophie*, 50, 1, 105–109.

Stabler, Brian (1992): General and specific psychologic consequences of growth impairment in children and adults, in: *Growth, Genetics and Hormones*, 8, Suppl. 1, 24–26.

Stock, Gregory (2002): *Redisigning humans. Our inevitable genetic future*, Boston, New York.

Sullivan, Deborah A. (2001): *Cosmetic surgery. The cutting edge of commercial medicine in America*, New Brunswick, [et al.].

Tauer, Carol A. (1995): Human growth hormone. A case study in treatment priorities, in: *The Hastings Center Report*, Suppl., 25, 3, 18–20.

Underwood, Louis E.; Rieser, Patricia A. (1989): Is it ethical to treat healthy short children with growth hormone?, in: *Acta Paediatrica Scandinavica*, Suppl. 362,18–23.

United Kingdom Committee on the Ethics of Gene Therapy (1992): *Report*, London.

Verweij, Marcel; Kortmann, Frank (1997): Moral assessment of growth hormone therapy for children with idiopatic short

stature, in: *Journal of Medical Ethics*, 23, 305–309.
Volz, Hans Peter (2000): *Spektrum Antidepressiva (Arzneimitteltherapie heute)*, Stuttgart.
Voss, Linda D. (2000): Growth hormone therapy for the short normal child. Who needs it and who wants it? The case against growth hormone therapy, in: *Journal of Pediatrics*, 136, 103–106.
Walters, LeRoy; Palmer, Julie Gage (1997): *The ethics of human gene therapy*, New York.
White, Gladys B. (1993): Human growth hormone. The dilemma of expanded use in children, in: *Kennedy Institute of Ethics Journal*, 3, 4, 401–409.
Whitehouse, Peter J. et al. (1997) [Po J. Whitehouse, E. Juengst, M. Mehlmann, T. H. Murray]: Enhancing cognition in the intellectually intact, in: *The Hastings Center Report*, 27, 3, 14–22.
Wikler, Daniel l. (1992): Theoretical and policy debates over the status of short stature as a disease, in: *Growth, Genetics and Hormones*, 8, Suppl. 1, 36–38.
Winkler, Mary G. (1998): Devices and desires of our own hearts, in: Erik Parens (ed.): *Enhancing human traits. Ethical and social implications* (Hastings Center studies in ethics), Washington, 238–250.
Wurtzel, Elizabeth (1994): *Prozac nation. Young and depressed in America*, New York (dt.: *Verdammte schöne Welt. Mein leben mit der Psycho-Pille*, München 1996).（エリザベス・ワーツエル『私は「うつ依存症」の女――プロザック・コンプレックス』滝沢千陽訳，講談社，2001年）
Yodyingyuad, Usanee et al. (1985) [U. Yodyingyuad, C. de la Riva, D. H. Abbott, J. Herbert, E. B. Keverne]: Relationship between dominance hierarchy, cerebrospinal fluid levels of amine transmitter metabolites (5-hydroxyindole acetic acid and homovanillic acid) and plasma cortisol in monkeys, in: *Neuroscience*, 16, 4, 851–858.

付録文献表

Bayles, M.D. (1981): Physicians as Body Mechanics, in: Caplan (1981), 665-675.

Berghoff, E. (1947): *Entwicklungsgeschichte des Krankheitsbegriffes* (Wiener Beitrage zur Geschichte der Medizin 1), 2. Aufl., Wien

Black, W.C./Welch, H.G. (1993): Advances in diagnostic imaging and overestimations of disease prevalence and the benefits of therapy, in: *New England Journal of Medicine* 328, 1237-1243.

Boorse, C. (1977): Health as a theoretical concept, in: *Philosophy of Science* 44,542-573.

Bosk, C.L. (1995): Health and Disease. Sociological Perspectives, in: W.T. Reich(ed.): *Encyclopedia of Bioethics* (rev. ed.). Vol. 2, New York, 1092-1097.

Brody, H. (1987): *Stories of Sickness*, New Haven, Conn.

Bundesärztekammer (1986): Gesundheits- und sozialpolitische Vorstellungen der deutschen Ärzteschaft. Beschlossen vom 89. Deutschen Ärztetag 1986 in Hannover, Köln.

Callahan, D. (1973): The WHO definition of health, in: Steinfels (1973), 77-87.

Callahan, D. et al. (1996): *The Goals of Medicine. Setting Priorities. Special Supplement. Hastings Center Report (November-December).*

Callahan, D., M.J. Hanson (eds.) (1999): *The Goals of Medicine. The Forgotten Issues in Health Care Reform*, Washington, D.C.

Canguilhem, G. (1974): *Das Normale und das Pathologische*, München.

Caplan, A.L. et al. (eds.) (1981): *Concepts of Health and Disease: Interdisciplinary Perspectives, Reading*, MA.

Corner, R.J. (1995): *Klinische Psychologie*, Heidelberg et al.

Diepgen, P. et al. (1969): Der Krankheitsbegriff, seine Geschichte

und Problematik, in: F. Büchner et al. (Hrsg.): *Handbuch der Allgemeinen Pathologie*, Berlin et al.

Eckart, W.U. ([3]1998): *Geschichte der Medizin*. Berlin et al.

Engelhardt, H.T. Jr. (1976): Ideology and Etiology, in: *The Journal of Medicine and Philosophy* 1 (3), 256–268.

——— (1982a): Illnesses, Diseases, and Sicknesses, in: Kestenbaum (1982), 142–156.

——— (1982b): The Roles of Values in the Discovery of Illnesses, Diseases, and Disorders, in: T.L. Beauchamp, L., Walters (ed.): *Contemporary Issues in Bioethics*, Belmont, 73–75.

Fabrega, H. Jr. (1981): Concepts of Disease: LogicaI Features and Social Irnplications, in: Caplan (1981),493–522.

Figge, H.H. (1991): Krankheit als Fiktion, in: Curare 14, 113–118.

Finzen, A. (1991): Sozialpsychiatrische Aspekte der Ethik, in: W. Pöldinger, W. Wagner (Hrsg.) (1991): *Ethik in der Psychiatrie. Wertebegründung Wertedurchsetzung*, Ber1in et al., 206–215.

Freidson, E. (1979): *Der Ärztestand. Berufs- und wissenschaftssoziologische Durchleuchtung einer Profession*, Stuttgart.

Fuchs, M. (1998): Enhancement, in: W. Korffet al. (Hrsg.) *Lexikon der Bioethik*, Bd. 1, Gütersloh 1998, 604–605.

Fuchs, M., D. Lanzerath (1998): Eugenik, 2. ethisch; in: W. Korff et al. (Hrsg.), *Lexikon der Bioethik*, Bd.1, Gütersloh 1998,701 –704

Gadamer, H.-G. (1993): *Über die Verborgenheit der Gesundheit*, Frankfurt a.M. (H.-G. ガダマー『健康の神秘―人間存在の根源現象としての解釈学的考察』三浦国泰（訳），法政大学出版局，2006年）

Gebsattel, V.-E. von (1953): Zur Sinnstruktur der ärztlichen Handlung, in: Rothschuh (1975), 233–255.

——— (1964): *Imago hominis. Beiträge zu einer personalen Anthropologie*, Schweinfurt.

Goffman, E. (1967): *Stigma. Über Techniken der Bewältigung beschädigter Identität*, Frankfurt a.M. (E. ゴッフマン『スティグマの社会学：傷つけられたアイデンティティー』石黒毅訳，せりか書房，1970年）

Guttmacher, S. (1979): Whole in Body, Mind, and Spirit: Holistic Health and the Limits of Medicine, in: *The Hastings Center Report* 9 (April 1979), 15–21.

Hare, R.M. (1986): Health, in: *Journal of Medical Ethics* 12, 174–181.

Hartmann, F. (1966): Krankheitsgeschichte und Krankengeschichte. Naturhistorische und personale Krankheitsauffassung, in: *Marburger Sitzungsberichte* 87, Heft 2, 17–32.

Hawkins, A.H. (1993): *Reconstructing Illness: Studies in Pathology*. West Lafayette, Ind.

Heidegger, M. ([16]1986): *Sein und Zeit*, Tübingen. (ハイデッガー『存在と時間』細谷貞雄訳，ちくま学芸文庫，1994年)

Hippocrates, (1895–1900) *Sämtliche Werke: Hippocrates*. Hrsg., ins Dt. übers. und ausführlich kommentiert von Robert Fuchs. 3 Bd. München.

Honnefelder, L. (1992): Natur als Handlungsprinzip. Die Relevanz der Natur für die Ethik, in: Ders. (Hrsg.): *Natur als Gegenstand der Wissenschaften*, Freiburg i.Br. et al., 151–183.

——— (1994): Das Verhältnis des Menschen zu Leben, Leiblichkeit, Krankheit und Tod. Elemente einer philosophischen Anthropologie, in: ders./G. Rager (Hrsg.): *Ärztliches Urteilen und Handeln. Zur Grundlegung einer medizinischen Ethik*, Frankfurt a.M., 104–134.

Humber, J.M., R.F. Almeder (eds.) (1997): *What Is Disease?*, Totowa, N.J.

Jaspers, K. ([5]1965): *Allgemeine Psychopathologie*, 5. Aufl. Wien (ヤスペルス『精神病理學總論』内村祐之ほか訳，岩波書店，1953–1956年)

Jecker, N.S., W.T. Reich (1995): Care, III. Contemporary ethics of care. In: W.T. Reich (ed.): *Encyclopedia of Bioethics* (rev. ed.). Vol. 1. New York, 336–344.

Jores, A. (1967): Gestörte Entfaltung als pathologischcs Prinzip, in: Rothschuh (1975), 272–281 (Wiederabdruck aus: *Verhandlungen der Deutschen Gesellschaft für Innere Medizin* 73 (1967), 10–16)

Kant, I.: *Gesammelte Schriften*. Begonnen von der Königlich Preußischen Akademie der Wissenschaften. 1. Abteilung Bd. I–IX. Berlin 1900–1955

Kestenbaum, V. (1982): Introduction: The Experience of Illness, in: Ders. (ed.) (1982): *The Humanity of the Ill. Phenomenological perspectives*, Knoxville, 3–38.

King, L.S. (1982): *Medical Thinking*, Princeton.

Kluxen, W. (1974): *Ethik des Ethos*, München.

Korff, W. (1985): *Wie kann der Mensch glücken? Perspektiven der Ethik*, München.

Lachmund, J./Stollberg, G. (1992) (Hrsg.): *The Social Construction of Illness*, Stuttgart.

Lanzerath, D. (1998a): Natürlichkeit der Person und mechanistisches Weltbild, in: K. Fleischhauer, M. Dreyer (Hrsg.), *Natur und Person im ethischen Disput*, Freiburg i.Br. 1998,81–104.

——— (1998b): Behinderung/Behinderte, 4. ethisch in: W. Korff et al. (Hrsg.) *Lexikon der Bioethik*, Bd. I, Gütersloh 1998, 327–330.

——— (2000): *Krankheit und ärztliches Handeln. Zur Funktion des Krankheitsbegriffs in der medizinischen Ethik*, Freiburg i.Br.

Lanzerath, D./L. Honnefelder (1998): Krankheitsbegriff und ärztliche Anwendung der Humangenetik. In: M. Düwell, D. Mieth (Hrsg.): *Ethik in der Humangenetik. Die neueren Entwicklungen der genetischen Frühdiagnostik aus ethischer Perspektive*, Tübingen 1998, 51–77.

Leder, D. (1984): Medicine and the paradigms of embodiment, in: *The Journal of Medicine and Philosophy* (9), 29–43.

——— (1990): *The Absent Body*, Chicago.

——— (1995): Health and Disease. The Experience of Health and Illness. In: W. T. Reich (ed.): *Encyclopedia of Bioethics* (rev. ed.). Vol. 3. New York, 1106–1113.

Magin, M.N. (1981): *Ethos und Logos in der Medizin. Das anthropologische Verhältnis von Krankheitsbegriff und medizinische Ethik*, Freiburg i.Br. et al.

Malherbe, J.-F. (1990): *Medizinische Ethik*, Würzburg.

Margolis, J. (1976): The concept of disease, in: *Journal of Medicine and Philosophy* 1, 238–255.

May, E. (1956): *Heilen und Denken*, Berlin.

Mechanic, D. (1974): *Politics, Medicine and Social Science*, New York.

——— (1981): The Concept of Illness Behavior, in: Caplan (1981),485–492.

Nordenfelt, L. (1987): *On the nature of health. An action-theoretic approach* (Philosophy and Medicine, 26), Dordrecht et al. (レナート・ノルデンフェルト，『健康の本質』石渡隆司／森下直貴監訳，時空出版，2003年)

——— (1993): Concepts of health and their consequences for health care, in: *Theoretical Medicine* 14, 277–285.

Parsons, T. (1978): Health and Disease. A Sociological and Action Perspective, in: W.T. Reich (ed.): *Encyclopedia of Bioethics*. Vol. 1, 590–599.

——— (1981): Definitions of Health and Illness in the Light of American Values and Social Structure, in: Caplan (1981), 57–81.

Pellegrino, E.D. (1982): Being Ill and Being Healed: Some Reflections on the Grounding of Medical Morality, in: Kestenbaum (1982), 157–166.

Plessner, H. (1981): Die Stufen des Organischen und der Mensch (31975). In: *Gesammelte Schriften* IV. Frankfurt a.M.

——— (1982): Lachen und Weinen. Eine Untersuchung der Grundlagen menschlichen Verstehens (1941). In: Ders.: *Gesammelte Schriften* VII. Frankfurt a.M., 201–38. (ヘルムート・プレスナー『笑いと泣きの人間学』滝浦静雄ほか訳，紀伊国屋書店，1984年)

——— (1983): Die Frage nach der Conditio humana (1961). In: Ders.: *Gesammelte Schriften* VIII. Frankfurt a.M., 136–217.

Plügge, H. (1967): *Der Mensch und sein Leib*, Tübingen.

Pörn, I. (1993): Health and adaptedness, in: *Theoretical Medicine* 14, 295–303.

Rawlinson, M.C. (1982): Medicine' s Discourse and the Practice of Medicine, in: Kestenbaum (1982), 69–85.
Redlich, F.C. (1976): Editorial reflections on the concepts of health and disease. In: *The Journal of Medicine and Philosophy* 1, 269–280.
Reznek, L. (1987): *The Nature of Disease*, London et al.
Robbins, S.L., J.H. Robbins et al. (1993): Human disease, in: *The New Encyclopaedia Britannica*, Vol. 17 (Macropaedia), 345–361.
Rothschuh, K.E. (1972): Der Krankheitsbegriff, in: Ders. (1975), 397–420 (Wiederabdruck aus: Hippokrates 43 (1972), 3–17).
——— (Hrsg.) (1975): *Was ist Krankheit? Erscheinung, Erklärung, Sinngebung.* (Wege der Forschung CCCLXII), Darmstadt.
Schaefer, H. (1976): Der Krankheitsbegriff. In: M. Blohmke et al. (Hrsg.), *Sozialmedizin in der Praxis.* (Handbuch der Sozialmedizin. Bd. 3, 15–31.
Schäfer, L. (1993): *Das Bacon-Projekt. Von der Erkenntnis, Nutzung und Schonung der Natur*, Frankfurt a.M.
Searle, J.R. (1997): *Die Konstruktion der gesellschaftlichen Wirklichkeit. Zur Ontologie sozialer Tatsachen*, Reinbeck.
Sedgwick, P. (1973): Illness - Mental and Otherwise, in: Steinfels (1973), 19–40.
Seedhouse, D. (1986): *Health. The foundations for achievement*, Chichester, NY et al.
——— (1993): Clarifying the task, in: *Theoretical Medicine* 14,287–294.
Siegler, M./H. Osmond. (1973): The "Sick Role" Revisited, in: Steinfels (1973), 41–58.
Sigerist, H.E. (1960): The Special Position of the Sick, in: M.I. Roemer (ed.): *H.E. Sigerist on the Sociology of Medicine*, New York, 9–22.
Steinfels, P. (ed.) (1973): *The concept of health* (The Hastings Center Studies 1(3)), Hastings-on-Hudson.
Susser, M. (1981): Ethical Components in the Definition of Health,

in: Caplan (1981),93–105.
Szasz, T.S. (1972): *Geisteskrankheit. Ein moderner Mythos? Grundzüge einer Theorie des persönlichen Verhaltens*, Olten.（T.S. サズ『精神医学の神話』河合洋ほか訳，岩崎学術出版社，1975年）
Toombs, S.K. (1992): *The Meaning of Illness. A Phenomenological Account of the Different Perspectives of Physician and Patient* (Philosophy and Medicine 42), Dordrecht.
Whitbeck, C. (1981): A theory of health, in: Caplan (1981),611–626.
WHO (1977): *Manual of the International Statistical Classification of Diseases, Injuries, and Causes of Death*, Geneva.
Wieland, W. (1986): *Strukturwandel der medizinischen und ärztlichen Ethik. Philosophische Überlegungen zu Grundfragen einer praktischen Wissenschaft*, Heidelberg.
——— (1995): Philosophische Aspekte des Krankheitsbegriffs, in: V. Becker, H. Schipperges (Hrsg): *Krankheitsbegriff, Krankheitsforschung, Krankheitswesen*, Berlin et al., 59–76.

関連文献注

I　はじめに

1)　Walters/Palmer 1997: 108
2)　Lenk 2002: 15 も参照
3)　Anderson 1985
4)　医療倫理学の専門用語としてのエンハンスメント概念の意味については Lenk 2000: 27-37 も参照
5)　Parens 1998a; Christian Bioethics 5,1999; Cambridge Quarterly of Healthcare Ethics 9, 2000; Kubli/Reichardt 2001
6)　Lenk 2002
7)　Engelhardt 1987; Sinsheimer 1987; Silvers 1994; Walters/Palmer 1997; Siep 1999; Lanzerath 2000
8)　Lanzerath 2000
9)　Cole-Turner 1998: 160; Lanzerath 2000: 280
10)　Fowler/Juengst/Zimmermann 1989; Juengst 1997; 同 1998; Silvers 1998
11)　Holtug 1999
12)　Sabin/Daniels 1994
13)　Boorse 1975; 同 1977; 同 1997
14)　Daniels 1985; 同 2000; Sabin/Daniels 1994
15)　Allen/Fost 1990: 16
16)　Sen 1990, 1992
17)　Brock 1998
18)　Juengst 1998
19)　Parens 1998b
20)　Resnik 2000
21)　Parens 1998b: 15 参照
22)　Holtug 1999; Lenk 2002
23)　Brock 1998
24)　Callahan 1992; Daniels 1992; Brook 1997
25)　Freedman 1998
26)　Bordo 1998
27)　Davis 1998
28)　Little 1998
29)　Bordo 1998
30)　Little 1998
31)　Lenk 2002
32)　Davis 1998
33)　Little 1998
34)　Parens 1998a: 21
35)　Brock 1998
36)　Juengst 1998
37)　Cole-Turner 1998
38)　Elliott 1998a, 同 1998b
39)　Parens 1998b
40)　類似の議論は Habermas 2001; Lenk 2002: 87-88

41) Kensmann/Kuttig 1992: 346–348
42) Mckenny 1997, 1998
43) Winkler 1998
44) Parens 1995
45) Fukuyama 2002: 33 邦訳 20
46) Fukuyama 2002: 21 邦訳 9

Ⅱ 遺伝子技術によるエンハンスメント

1) Anderson 1985: 275, 287
2) Shickle 2000: 343
3) Walters/Palmer 1997: 108
4) Walters/Palmer 1997
5) Anderson 1985; 同 1989; 同 1990; 同 1994; Glover et al. 1989; Reich 1997; Habermas 2001; Lenk 2002
6) United Kingdom Committee on the Ethics of Gene Therapy 1992;（カナダ）Royal Commission 1993;（ドイツ）Bund – Länder – Arbeitsgruppe “Somatische Gentherapie” 1997; アメリカ科学振興協会については Frankel/Chapmann 2000
7) Gardner 1995
8) Sinsheimer 1987; Silvers 1994; Report on Human Gene Therapy 1995［ユネスコ国際生命倫理委員会］; Juengst 1997; Walters/Palmer 1997; Fuchs 1998 も参照
9) Fowler/Juengst/Zimmermann 1989; Juengst 1997; 同 1998; Silven 1998
10) Clouser/Culver/Gert 1981, Nordenfelt 1987 邦訳『健康の本質』; これに対して，とりわけ生物統計学的健康モデルは Boorse 1975; 同 1977; 同 1997; 健康と病気についてのさまざまな捉え方と，それらが治療とエンハンスメントの区別にとって持つ意義については Lanzerah 2000 と Lenk 2002
11) Resnik/Langer/Steinkraus 1999; Resnik 2000
12) Buchanan et al. 2000: 152–155
13) Anderson 1985: 288
14) Leuk 2002: 256–257
15) Clover et al. 1989: 138–141
16) Walters/Palmer 1997: 129–130, 132
17) Nozick 1974
18) 類似の議論 Buchanan et al. 2000: 318–321; Stock 2000
19) Holtug 1999
20) Lenk 2002: 59–60
21) Anderson 1985; 同 1989; 同 1990; 同 1994; Glovel et

al. 1989: 139; これに批判的な Resnik 2000: 373-374 も参照

22) Habermas 2001

23) Anderson 1985

24) ユネスコの国際生命倫理委員会による「ヒト遺伝子治療についての報告」Report on Human Geme Therapy 1995

25) Feinberg 1980

26) Brock 1998

27) Buchanan/Brock 1989

28) Commission of the European Community 1989

29) Lappé 1991

30) Parens 1995

31) Davis 1997

32) Habermas 2001: 93-144, 邦訳 89-111

33) この点に関して核心部において同意している Siep 1996; 同 1998; 同 2002; Lenk 2002; Spaemann 2002 参照

34) Birnbacher 2002: 125-126

35) Resnik 2000: 371-373

36) Parens 1995

37) Mackenny 1998; Winkler 1998 もこれと似た考えを示す

38) Huppenbauer 2001: 203, 206

39) Habermas 2001: 44-45 邦訳42

40) Siep 2002; 113-114

Ⅲ 小児医療における成長ホルモン剤の利用

1) Germak 1996; American Academy of Pediatrics 1997; Brook 1997; Haverkamp 1997; Guyda 1999; Saeger 20000; Voss 2000

2) Caprio et al.1992; Blethen et al. 1997

3) American Academy of Pediatrics 1997

4) Daniels 1992; Tauner 1995; Verweij/Kortmann 1997; Macklin 2000; Lenk 2002: 252-254

5) Juul et al.1999; Rickert et al. 1992

6) Hochberg 1990

7) Callahan 1992

8) Lantos 1992

9) Pilpel et al. 1996

10) Lantos et al. 1989

11) Verwej/Kortmann 1997

12) Nordenfelt 1987

13) Underwood/Rieser 1989

14) Macklin 1992

15) Clouser/Culver/Gert 1981

16) Underwood/Rieser 1989

17) Lenk 2002: 253

18) Daniels 1992

19) Bolt/Mul 2001
20) Fuchs 2002
21) Daniels 1992
22) Callahan 1992
23) Verweij/Kortmann 1997
24) Lantos/Siegler/Cuttler 1989
25) Bischofberger/Dahlström 1989
26) Haverkamp/Ranke 1999
27) Bradley/Sodemann 1990
28) Bischofberger/Dahlström 1989
29) Diekema 1990
30) Benjamin/Muyskens/Saenger 1984
31) Lantos et al. 1989
32) Brook 1997
33) Bolt/Mul 2001
34) Dlekema 1990
35) Downie et al. 1996
36) Wikler 1992
37) Benjamin/Muyskens/Saenger 1984
38) Diekema 1990
39) Brook 1997
40) Diekema 1990
41) Allen 1992
42) Bischofberger/Dahlström 1989
43) Allen 1992
44) Daniels 1992
45) Stabler 1992
46) Boorse 1975; 同 1977; 同 1997
47) Wikler 1992
48) Allen 1992
49) Lantos et al. 1989
50) Daniels 1992
51) Diekema 1990
52) Benjamin/Muyskens/Saenger 1984
53) Menzel 1992
54) Hochberg 1990
55) Verweij/Kortmann 1997
56) Pilpel et al. 1996
57) Bischofberger/Dahlström 1989
58) White 1993
59) Pilpel et al. 1996
60) Bradley/Sodemann 1990

Ⅳ 向精神薬によるこころの改良

1) Reinbold 1990: 3; Masters/McGuire 1994; Faust 1995: 21, 32; Shorter 1997; Volz 2000: 7
2) Maier 2001: 167
3) Konner 1999; Bender 2000; Elliot 2000; Schatzberg 2000; Fukuyama 2002: 66–87
4) Yodyingyuad et al. 1985; Higley et al. 1996; 同 2000; Fukuyama 1999; Harder/Ridley 2000
5) Masters/McGuire 1994

6) Shorter 2000; Schatzberg 2000
7) Breggin/Breggin 1994; Glenmullen 2000
8) Fischer/Greenberg 1995; Beutler 1998; Kirsch/Sapirstein 1998; Mayberg 2002
9) Fukuyama 1999
10) Bonn 1999; Fukuyama 1999; 同 2002: 75–80; Konner 1999: 29–30
11) Elliott 2000: 8; Freedman 1998: 137
12) Fukuyama 2002: 72
13) Elliott 2000: 7–10
14) Martin 1999
15) Martin 1999: 276–284; 類似の指摘 Lanzerath 2000: 89–251
16) Ghaemi 1999: 292; Lanzerath 2000: 195–218, 258–263
17) Fukuyama 1999
18) Fukuyama 2002: 68, 83
19) Healy 2000: 19–20; Fukuyama 2002: 86
20) Fischer/Greenberg 1995; Beutler 1998; Kirsch/Sapirstein 1998; Schatzberg 2000: 323; Mayberg 2002
21) Kramer 1997
22) Ghaemi 1999: 292
23) Freedman 1998: 143–144; Elliott 2000: 11–12
24) Kramer 1997, 同 2000: 13 も参照
25) Freedman 1998: 140–145
26) Kramer 2000: 14–16
27) 類似の論 Goodson 1996
28) DeGrazia 2000: 35–36
29) DeGrazia 2000: 36–37
30) Edwards 2000: 31–32; 類似の主張 Fukuyama 2002: 86; Lanzerath 2002 も参照
31) Edwards 2000: 33–34
32) Parsons 1964
33) Lenk 2000: 153–156
34) DeGrazia 2000: 38–40
35) 類似記述 Konner 1999: 32

V 形成外科と美容外科

1) Sarwer et al. 1998a: 1
2) Sullivan 2001: 30f.
3) Grossbart/Sarwer 1999: 101–105
4) Pruzinsky 1993
5) Sarwer et al. 1998a
6) Harris 1989: 540
7) Harris 1989: 545
8) Sarwer et al. 1998b: 403; Grossbart/Sarwer 1999: 106; Gerbert 2001: 198
9) Pertshuk 1991
10) Macgregor 1989
11) Grossbart/Sarwer 1999:

105
12) Harris 1989
13) Fiedler 1985; 156f.
14) Bordo 1998: 212
15) Davis 1995: 62-67
16) Smith 1990
17) Bordo 1998: 197-209
18) 類似記述 Sullivan 2001: 155-186
19) Grossbart/Sarwer 1999: 102
20) Sullivan 2001: 18
21) Pertschuk 1991: 13
22) Little 1998: 162-166
23) 類似記述 Lenk 2002: 255
24) Little 1998: 169-175
25) Kirkland/Tong 1996: 155ff.
26) Holm 2004: 44
27) Holm 2004: 45-47
28) Ruskin 1897
29) Holm 2000: 47
30) Carey, 1989: 642
31) Finckenstein 2000: 157
32) 前掲書，同頁参照
33) Landessozialgericht Nordrhein-Westfalen 2001
34) Riotte 1995: 47
35) Hyman 1990: 193f.
36) Miller/Brody/Chung 2000: 353-363
37) Leppa 1990: 28
38) Jonsen 1988: 150
39) Kisner 1993: 1364

Ⅵ スポーツにおけるドーピング

1) IOC 2000: 6: Chapter II Article 2 オリンピック・ムーブメント アンチ・ドーピング規程第２章２条)
2) IOC 2000: 6
3) 引用は Schlund 1991: 2 による
4) 引用は Lünsch 1991: 13 による
5) Council of Europe 1989
6) Kamber/Mullis 1997; Baier 1998
7) Kamber/Mullis 1997; Baier 1998
8) Gamper 1999: 1
9) IOC 2000: Appendix A; 類似規程, Council of Europe 1989; Clasing 2000; Bundesamt für Sport 2002; Institut für Biochemie der DSHS Köln 2002
10) Schänzer 2001; Institut für Biochemie der DSHS Köln 2002
11) Schänzer 2001: 2; Institut für Biochemie der DSHS Köln 2002
12) Schänzer 2001; Institut für Biochemie der DSHS Köln 2002
13) Schänzer 2001: 11
14) Klug 1996; Baier 1998;

Court/Hollmann 1998; Schänzer 2001; Bundesamt für Sport 2002; Institut für Biochemie der DSHS Köln 2002

15) Klug 1996; Baier 1998; Court/Hollmann 1998; Schänzer 2001; Bundesamt für Sport 2002

16)～22) Klug 1996; Baier 1998; Court/Hollmann 1998; Schänzer 2001; Bundesamt für Sport 2002; Institut für Biochemie der DSHS Köln 2002

23) Bradley/Sodeman 1990: 475; Baier 1998: 87f.

24) Klug 1996; Baier 1998; Court/Hollmann 1998; Schänzer 2001; Bundesamt für Sport 2002; Institut für Biochemie der DSHS Köln 2002

25) Schulz et al. 1998 参照

26) Gerhardt/Lämmer 1993; Scheu 1993: 156-189

27) Siep 1993

28) Siep 1993

29) Franke 1994 も類似

30) Siep 1993

31) Hollmann 1989

32) Kindermann 1998: 488

33) Hollmann 1989; Lanzerath 2000

34) Hippokratischer Eid; Murray 1986; 同 1995; Lanzerath 2000: 83, 238

35) Murray 1983: 29; 同 1984; 同 1995: 2408

36) Hollmann 1989: 80; Siep 1993; Murray 1995: 2408

37) Siep 1993

38) Murray 1995: 2408

39) Hoberman 1994: 132

40) Siep 1993: 100

41) Franke 1994: 76ff.; Whitehouse et al. 1997: 19 参照

42) Hoberman 1994: 120-180 参照

43) Murray 1984; 同 1995: 2408